Dr. Barbara Hendel
Magnesium Oil – Das Anwenderbuch

Dr. Barbara Hendel

Magnesium Oil – Das Anwenderbuch

So effektiv wirkt das Schlüsselmineral über die Haut

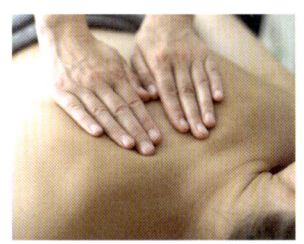 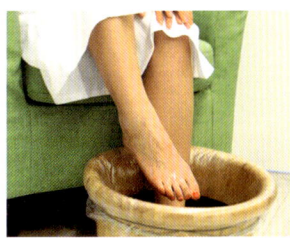 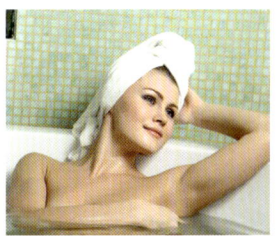

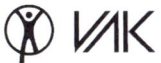

VAK Verlags GmbH
Kirchzarten bei Freiburg

Bibliografische Information der Deutschen Nationalbibliothek
Die Deutsche Nationalbibliothek verzeichnet diese Publikation
in der Deutschen Nationalbibliografie; detaillierte bibliografische
Daten sind im Internet über http://dnb.d-nb.de abrufbar.

VAK Verlags GmbH
Eschbachstr. 5
79199 Kirchzarten
Deutschland
www.vakverlag.de

2. Auflage 2016
© VAK Verlags GmbH, Kirchzarten bei Freiburg 2016
Abbildungen: siehe Bildquellenverzeichnis
Lektorat: Norbert Gehlen
Coverfotos: Jogger: solisimages (shutterstock), Schwangere: mihailomilova (istockphoto),
    Badewanne: PeopleImages (istockphoto)
Coverdesign: Sabine Fuchs, München
Layoutkonzept: www.dworak-kornmesser.de
Satz: Goar Engeländer (www.dametec.de)
Druck: Media-Print Informationstechnologie GmbH, Paderborn
Printed in Germany
ISBN 978-3-86731-184-7

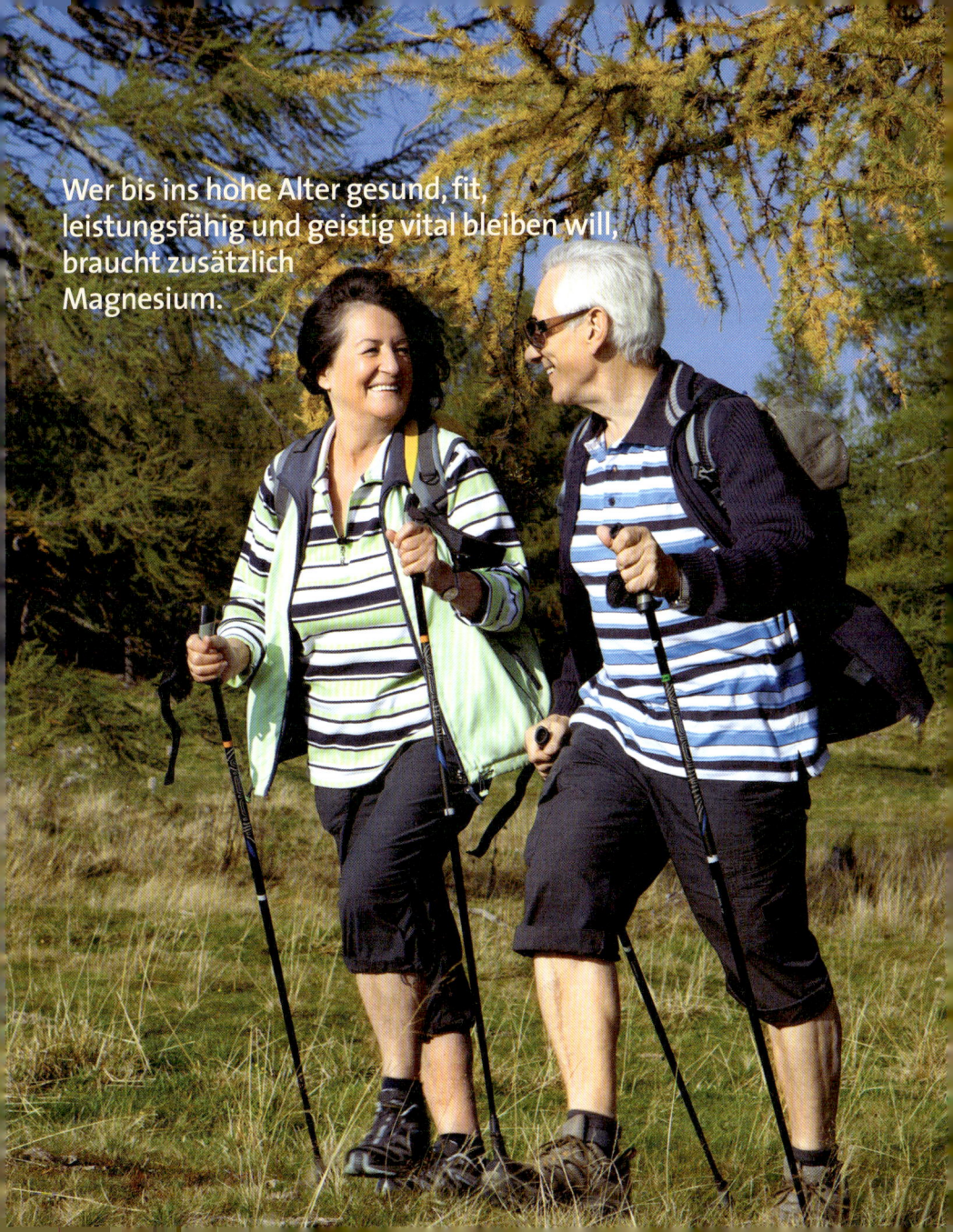

Wer bis ins hohe Alter gesund, fit, leistungsfähig und geistig vital bleiben will, braucht zusätzlich Magnesium.

Inhalt

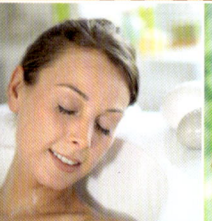 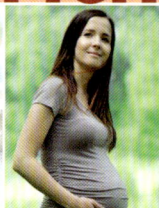 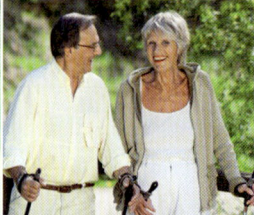 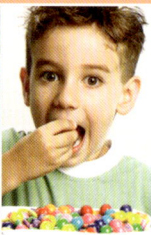 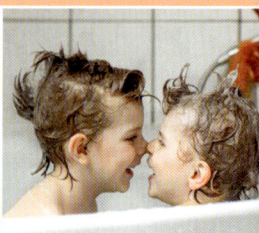

9	Grundlagen
9	Magnesium – das Schlüsselmineral für unseren Körper
12	Wie Magnesium in unserem Körper wirkt
16	Der Magnesiumgehalt in unseren Lebensmitteln
19	Ursachen für Magnesiummangel
24	Wie Magnesiummangel festgestellt wird
25	Magnesiummangel-Kurztest
27	Symptome bei Magnesiummangel
29	Unser Magnesiumbedarf
31	Die verschiedenen Möglichkeiten der Magnesiumaufnahme

34	Die äußerliche Magnesiumanwendung
36	*Magnesium Oil* – was ist das?
39	Formen der äußerlichen Magnesiumanwendung
40	*Magnesium Oil*
43	*Magnesium Gel*
44	*Magnesium Flakes*

47	Anwendungsbeispiele
48	Muskelkrämpfe
50	Freizeitsport und Leistungssport
53	Schwangerschaft und Stillzeit
56	Menstruationsbeschwerden
59	Prämenstruelles Syndrom (PMS)

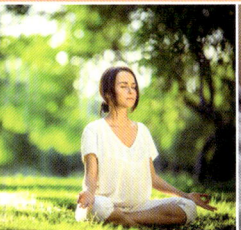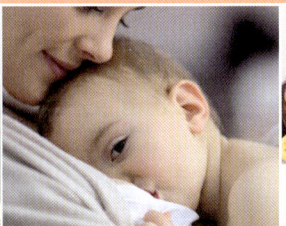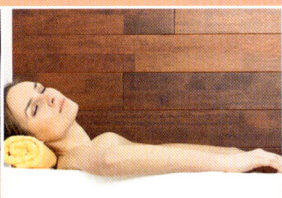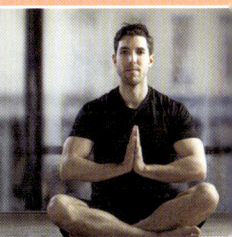

61	Kopfschmerz und Migräne
64	Stress und Burn-out
69	Schlafstörungen
72	Arteriosklerose und ihre Folgeerkrankungen
77	Restless-Legs-Syndrom
79	Fibromyalgie
83	Erhöhte Cholesterin- und Fettwerte
86	Diabetes
89	Arthrose
92	Erkrankungen der Haut
96	Zahnfleischentzündung und Parodontose
98	Osteoporose
100	Magnesiummangel bei Kindern
103	Stimmungsschwankungen und Depression

105 | Anhang

105	Magnesiumgehalt ausgewählter Lebensmittel
108	Bezugsquellenhinweis
109	Bildquellenverzeichnis
110	Über die Autorin

Hinweise des Verlags

Dieses Buch informiert über Möglichkeiten der Selbsthilfe zur Versorgung des Körpers mit Magnesium. Die hier vorgestellten Empfehlungen haben sich in der Praxis als wirksam, sicher und hilfreich erwiesen. Wer sie umsetzt, tut dies in eigener Verantwortung. Autor und Verlag beabsichtigen hier nicht, individuelle Diagnosen zu stellen oder Therapieanleitungen zu geben. Die Informationen und Empfehlungen in diesem Buch sind nicht als Ersatz für professionelle medizinische oder naturheilkundliche Hilfe bei ernsthaften gesundheitlichen Problemen zu verstehen.

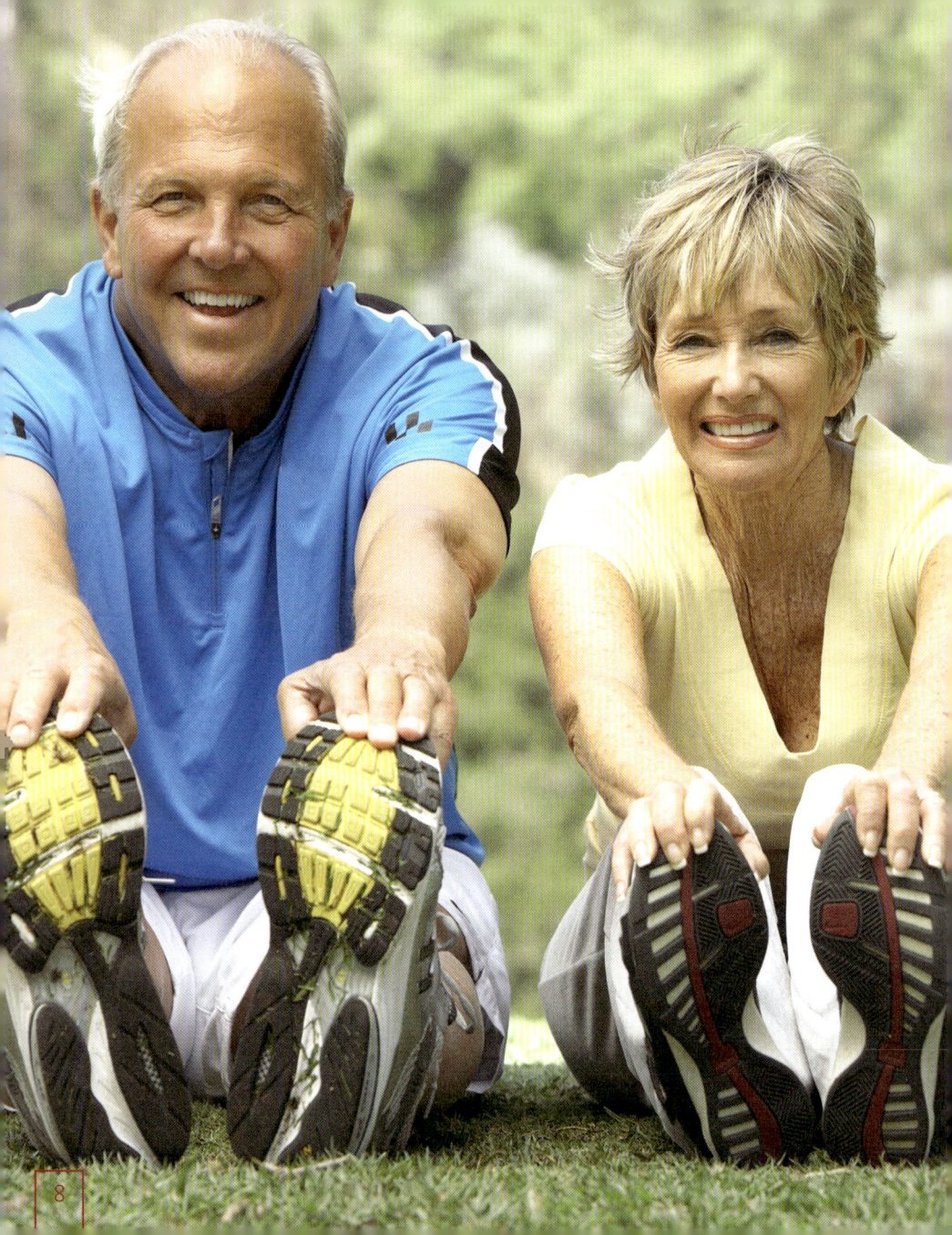

Grundlagen

Magnesium – das Schlüsselmineral für unseren Körper

Körperlich und geistig gesund und fit bleiben bis ins hohe Alter – wer möchte das nicht? Doch die Realität sieht leider anders aus. Bereits junge Menschen haben mit den typischen Zivilisationserkrankungen wie Bluthochdruck, Diabetes, erhöhte Blutfette, Gefäßverkalkung oder Übergewicht zu kämpfen. Mitverantwortlich für diese Entwicklung ist der weitverbreitete Mangel an Magnesium, denn dieses Mineral spielt bei allen biologischen Abläufen in unserem Körper eine zentrale Rolle. Bei keinem anderen Vitalstoff existiert ein so häufiger und gleichzeitig so wenig beachteter Mangel wie bei Magnesium.

Magnesium ist das Schlüsselmineral unter den Mineralstoffen. Es steuert den gesamten Stoffwechsel, greift auf allen Funktionsebenen unseres Körpers ein und ist Voraussetzung für Wachstum und Energiegewinnung. Natürlich ist Magnesium nicht das einzig wichtige Mineral, doch es nimmt bei der Koordination aller anderen Mineralstoffe die Schlüsselstellung ein und ist deshalb von besonderer Bedeutung für uns Menschen. Viele andere Stoffe können ihre Wirkung nur dann entfalten, wenn ausreichend Magnesium zur Verfügung steht. Fehlt Magnesium, können andere Mineralien wie zum Beispiel Calcium nicht verwertet werden. Daher sollte Magnesium täglich zugeführt werden, vor allem auch deshalb, weil es vom Körper nicht selbst produziert und auf Vorrat gespeichert werden kann.

Insbesondere für das reibungslose Funktionieren der Muskulatur trägt Magnesium die Verantwortung. Aber auch für den Energiestoffwechsel, die Knochenstruktur und den Elektrolythaushalt ist Magnesium notwendig. Speziell unser Nervensystem lechzt nach Magnesium.

In unserem hektischen Leben nimmt dieses Mineral deshalb eine besonders wichtige Rolle ein. Wie wir uns fühlen, ob wir den täglichen Herausforderungen gewachsen sind, wie wir mit dem täglichen Stress umgehen und wie viel Energie und Leistungskraft wir haben – sowohl körperlich als auch geistig –, all das hängt maßgeblich von der Verfügbarkeit von Magnesium in unserem Körper ab. Die ausreichende Versorgung damit ist deshalb Voraussetzung für ein vitales und gesundes Leben.

Magnesium – das Multitalent unter den Mineralstoffen – ...

- ist an allen Stoffwechselvorgängen beteiligt
- koordiniert die Verwertung aller anderen Mineralien
- „putzt" die Gefäße sauber und verhindert Verkalkung
- senkt das LDL-Cholesterin
- verhindert Blutgerinnsel
- stärkt Knochen und Zähne
- entspannt Gefäße und verkrampfte Muskulatur
- macht uns widerstandsfähig gegen Stress
- beruhigt unser Nervensystem
- verleiht uns Energie, Ausdauer und Kraft
- lässt uns gut schlafen

Grundlagen

Die Aufgaben von Magnesium im Körper

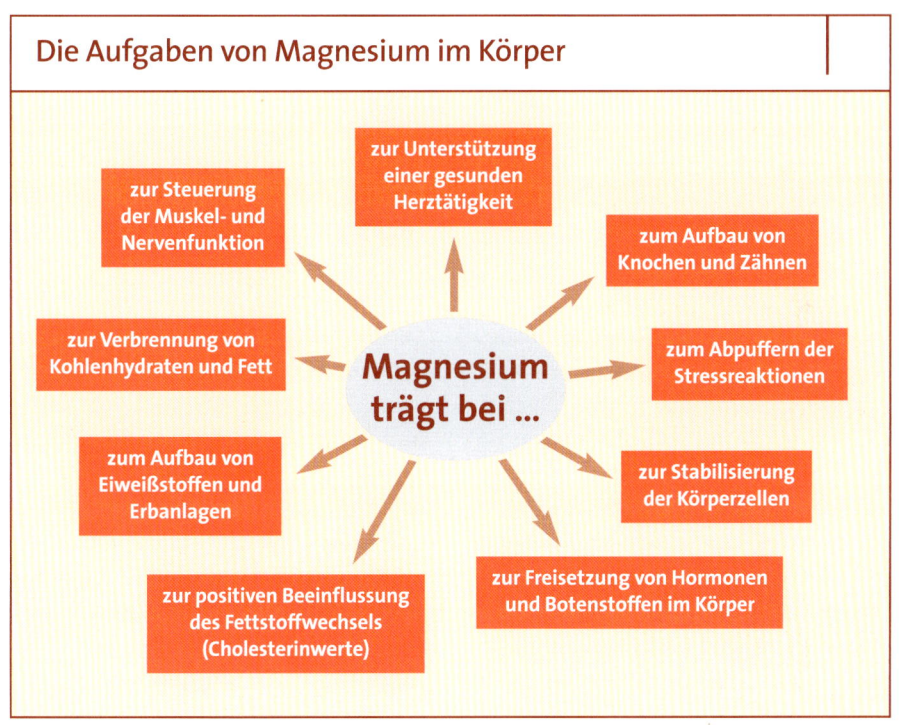

Der Magnesiumgehalt des Körpers

Im Verhältnis zu Calcium, das bei einem normalgewichtigen Mann etwa 1 Kilogramm des gesamten Körpergewichts ausmacht, fällt der Anteil an Magnesium mit 25 bis 28 Gramm eher spärlich aus. Dennoch ist Magnesium nicht weniger bedeutsam, ganz im Gegenteil. Etwa 60 Prozent des Magnesiumgehalts unseres Körpers befinden sich in den Knochen, knapp 40 Prozent in den Zellen der Muskulatur und des Bindegewebes. Zu den besonders magnesiumreichen Organen gehören die Herz- und die Skelettmuskulatur, das Gehirn, die Leber und die Nieren. Im Blutplasma ist nur ein verschwindend geringer

Anteil von etwa 1 Prozent des gesamten Magnesiumgehalts unseres Körpers zu finden. Für die Funktionsabläufe spielt diese geringe Menge jedoch eine wichtige Rolle, weil von hier aus der Austausch mit den Körperzellen stattfindet. Da die Menge des im Plasma vorhandenen Magnesiums so gering ist, sagt sie verständlicherweise nur wenig über die insgesamt im Körper vorhandene Menge an Magnesium aus. Zudem hält der Körper den Magnesiumspiegel im Blut relativ konstant, damit es bei Bedarf schnell verfügbar ist. Deshalb sagt eine Blutuntersuchung nur wenig aus über den tatsächlichen Magnesiumstatus. (Mehr dazu im Abschnitt „Wie Magnesiummangel festgestellt wird") Unser Körper verfügt praktisch über keine Magnesiumdepots. Deshalb muss im Bedarfsfall das hauptsächlich in den Knochen gebundene Magnesium als Speicher herhalten. Wird also mit der Nahrung nicht genügend Magnesium aufgenommen, greift der Körper auf diese „Notreserve" zurück – nicht ohne negative Folgen für die Stabilität des Knochengerüsts. Für ältere Menschen ist das besonders problematisch, weil sich mit zunehmendem Alter sowohl die Fähigkeit, Magnesium aus dem Darm aufzunehmen, als auch die Mobilisierung aus den Knochen reduziert.

Wie Magnesium in unserem Körper wirkt

Wenn die Menschen nur wüssten, wie einfach sie mit diesem simplen Mineralstoff Krankheiten verhindern, Beschwerden lindern und gleichzeitig mehr Energie, Leistungskraft und Vitalität gewinnen können – alle, denen die Gesundheit am Herzen liegt, würden sich eine tägliche Extraportion Magnesium zuführen. Denn wie kein anderer Stoff macht es uns widerstandsfähig gegen Stress, bringt unser Nervensystem zur Ruhe, festigt unsere Knochen und verleiht uns gleichzeitig Ausdauer und Kraft. Magnesium wird deshalb sowohl als Mineral der inneren Ruhe wie auch als das „Powermineral" oder von Sportlern als „Siegermineral" bezeichnet.

Magnesium und Stoffwechsel

Jede chemische Reaktion in unserem Körper, von der Temperaturregelung bis zur Zellbildung, hängt von Enzymen ab. Magnesium ist Bestandteil von mehr als 300 Enzymen des Kohlenhydrat- und Eiweißstoffwechsels und wird so zum wichtigsten „Stoffwechselmanager" unserer Zellen. Es reguliert die Reizübertragung auf Muskeln und Nerven und gewährleistet damit das reibungslose Funktionieren unseres gesamten Muskelapparates.

Magnesium und Energiegewinnung

Je mehr Magnesium vorhanden ist, desto besser funktionieren die kleinen „Kraftwerke" in unseren Körperzellen – die Mitochondrien. Sie bilden Energie in Form von ATP (Adenotriphosphat). Die ATP-Moleküle sind kleinste Energiespeicher im Körper, bei deren Spaltung Energie freigesetzt wird. Die Energieproduktion in Muskeln und Herz kommt durch Magnesium auf Hochtouren. Leistungssportler wissen das: Ohne zusätzliches Magnesium können sie keinen Wettkampf gewinnen. Mit mehr Magnesium laufen Sportler schneller, werden langsamer müde und erholen sich schneller.

Magnesium und Eiweißproduktion

Auch für die Bildung von Eiweiß (Proteinen) ist Magnesium unersetzlich. Die DNA, also ein Molekül, das unseren genetischen Code enthält und damit Träger unserer Erbinformation ist, wird durch ein bestimmtes Enzym und Magnesium dazu gebracht, eine „Blaupause" zu bilden, in der festgelegt ist, in welcher Reihenfolge sich die einzelnen Aminosäuren für die unterschiedlichen Proteine verbinden müssen. Alle diese Prozesse können nur unter der Mitwirkung von Magnesium ablaufen. Proteine (Eiweiße) erfüllen in unserem Körper unterschiedliche Aufgaben. Sie können Struktureiweiße sein wie Muskulatur oder Bindegewebe, aber auch Antikörper oder Enzyme sind Eiweiße und bestehen aus Aminosäuren.

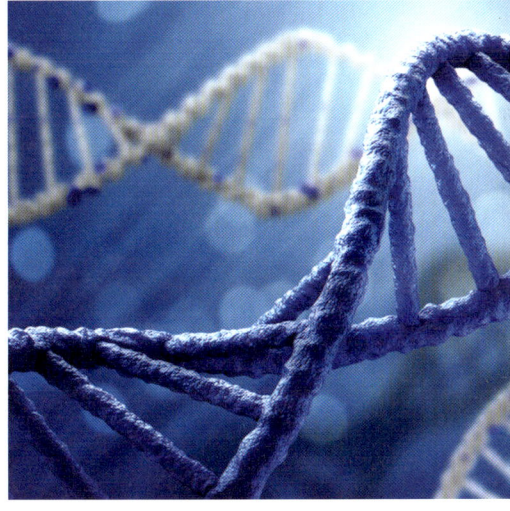

Magnesium in Knochen und Zähnen

Magnesium ist für gesunde Knochen und Zähne ebenso wichtig wie Calcium, Phosphor und Vitamin D_3. Nur mit Magnesium werden Knochen tatsächlich hart und stabil. Deshalb ist die ausreichende Zufuhr von Magnesium vor allem für Kinder und Jugendliche, deren Knochen und Zähne sich im Aufbau befinden, wichtig. Auch ältere Menschen profitieren von zusätzlichen Magnesiumgaben, weil die Fähigkeit zur Aufnahme aus der Nahrung im Alter abnimmt. Bisher dachte man, dass Calcium der bedeutendste Baustein für starke Knochen sei. Neuere Untersuchung zeigen jedoch, dass Magnesium für die Knochenfestigkeit eine wesentlich wichtigere Rolle spielt, als bisher angenommen. Während Calcium die Knochen hart und spröde macht, verleiht Magnesium ihnen ein gewisses Maß an Elastizität und verhindert auf diese Weise die gefürchteten Knochenbrüche im Alter.

Auch für die Zähne ist Magnesium wichtig. Untersuchungen zeigen, dass kariesresistente Zähne durchschnittlich doppelt so viel Magnesium enthalten wie kariesanfällige Zähne. Die Zahnhärte ist dabei unmittelbar von der Magnesiumkonzentration in den Zähnen abhängig.

Magnesium und Nervensystem

Magnesium ist mitverantwortlich für die Reizübertragung auf Nerven und Muskeln und gewährleistet damit das reibungslose Funktionieren unseres gesamten Muskelapparates. Die Aufgabe unserer Nervenzellen besteht darin, die in den Sinneszellen aufgenommenen Impulse als Erregung an das Gehirn weiterzuleiten. Von dort aus werden dann entsprechende Reize an die Muskeln weitergeleitet, damit wir entsprechend reagieren können. Gleichzeitig bringt Magnesium ein überreiztes Nervensystem zur Ruhe.

Magnesium und Entspannung

Magnesium und Calcium sind in ihrer Wirkung am Muskel Gegenspieler. Während Calcium die *Kontraktion* der Muskelfaser bewirkt, verursacht Magnesium *Entspannung*. Wenn sich zu viel Calcium und zu wenig Magnesium in den Zellen befinden, kommt es zu Zuckungen und Muskelkrämpfen.

Auch die glatte Muskulatur in Gefäßwänden und Bronchien ist davon betroffen. Ein Mangel an Magnesium kann deshalb die Gefäße und die Bronchien verengen und damit Bluthochdruck beziehungsweise Atembeschwerden auslösen, etwa asthmatische Anfälle. Die entspannende Wirkung von Magnesium ist besonders wichtig bei der Herzmuskelaktivität, das heißt bei der Erregungsleitung im Herzen: Magnesium verhindert, dass das Herz überbeansprucht wird, und unterstützt auf diese Weise die gesunde Herztätigkeit.

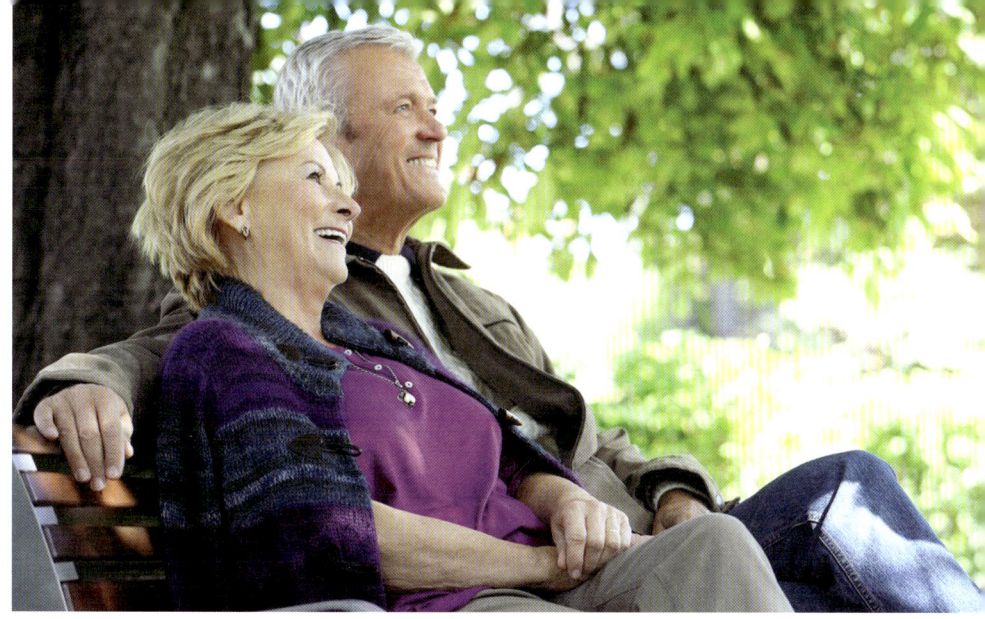

Magnesium und Fettverbrennung
Eine gute Magnesiumversorgung ist wichtig beim Abnehmen. Wollen Sie im Fitnessstudio oder beim Joggen Fett abbauen, so werden Sie dabei von Magnesium unterstützt. Es kurbelt die Fett abbauenden Enzyme an und sorgt gleichzeitig dafür, dass Sie länger durchhalten.

Magnesium ist wichtig …

- für gesunde Knochen und Zähne
- für Herz und Kreislauf
- bei Bluthochdruck
- für den Stoffwechsel
- bei Krämpfen der Muskulatur
- für eine gesunde Haut
- bei Gelenkbeschwerden
- bei Osteoporose
- in der Schmerz- und Migränebehandlung
- bei Regel- und Wechseljahrbeschwerden
- bei Stress und Schlafstörungen
- bei schwachem Immunsystem
- bei Depressionen und Ängsten
- bei Übergewicht
- bei Diabetes
- in der Anti-Aging-Therapie
- für alle, die Sport treiben
- für die Gesundheitsvorsorge

Der Magnesiumgehalt in unseren Lebensmitteln

Der Magnesiumgehalt der Lebensmittel hat in den letzten 50 Jahren massiv abgenommen. Dies liegt zum einen an den durch Monokultur und Überdüngung ausgelaugten Böden, auf denen die Pflanzen wachsen, und zum anderen an der starken Verarbeitung der Lebensmittel. Bei Getreide und Reis beispielsweise befinden sich Magnesium und andere wertvolle Stoffe in den äußeren Schalen. Werden diese entfernt, wird den Lebensmitteln automatisch auch Magnesium entzogen.

Bei Mehl gilt: Je weißer das Mehl, desto stärker raffiniert, desto mehr Magnesiumverlust. In *poliertem* Reis ist beispielsweise nur noch ein Fünftel der ursprünglichen Magnesiummenge von Vollkornreis enthalten. Aus Mais gewonnene Stärke, die als Grundlage vieler verarbeiteter Lebensmittel (wie Pudding, Kekse, Fruchtjoghurt, Süßigkeiten, Fertigsuppen oder Kuchen) dient, enthält gerade noch drei Prozent des Magnesiumgehalts, der ursprünglich im Maiskorn enthalten war.

Spitzenreiter beim Magnesiumverlust unter den industriell verarbeiteten Produkten ist jedoch unser Haushaltszucker. Unglaubliche 99 Prozent ihres ursprünglichen Magnesiumgehalts verliert die Zuckerrübe, aus der der Zucker gewonnen wird, während seiner Herstellung.

Der Magnesiumgehalt bei naturbelassenen Lebensmitteln kann ebenfalls stark variieren, je nachdem, wie nachhaltig der Boden des Anbaugebietes bewirtschaftet wird. Deshalb sind die hier angegebenen Werte nur als allgemeine Orientierungshilfe zu betrachten. Beim Blick in die

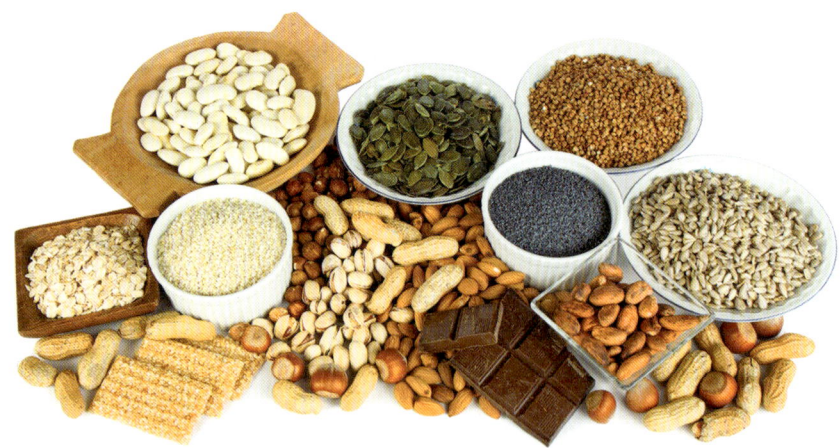

Grundlagen

Die besten Magnesiumlieferanten und ihr Kaloriengehalt

Lebensmittel	mg Magnesium pro 100 g Lebensmittel	kcal pro 100 g
Weizenkleie	550	178
Sonnenblumenkerne	420	596
Kakao (entölt)	415	312
Kürbiskerne	402	560
Leinsamen	350	502
Amaranth	308	370
Quinoa	276	338
Weizenkeime	285	320
Cashewnüsse	270	569
Sojabohnen	220	339
Mandeln	170	577
Weiße Bohnen	140	238
Hirse	123	354
Kichererbsen	129	306
Erdnüsse	163	570
Haferflocken	135	352
Naturreis	120	347

(Anmerkung: Diese Tabelle wurde aus vielen verschiedenen Quellen zusammengestellt. Für die einzelnen Lebensmittel schwanken die Angaben naturgemäß. Daher sind die Werte immer nur Circa-Werte. Der Gehalt an Magnesium kann von Anbaugebiet zu Anbaugebiet und von Jahr zu Jahr schwanken.)

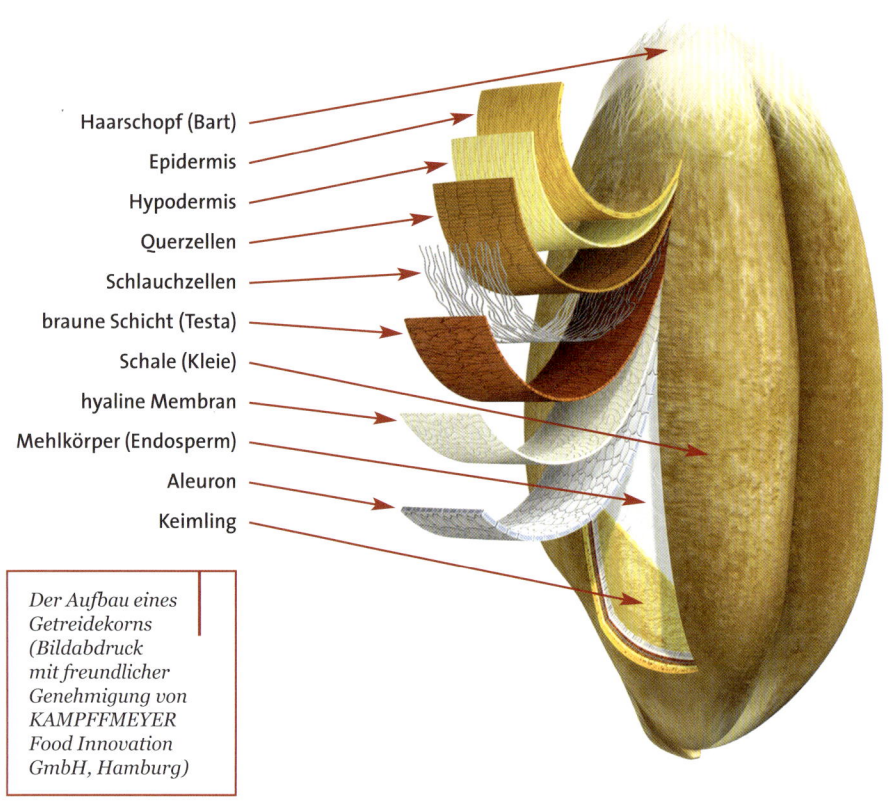

Haarschopf (Bart)
Epidermis
Hypodermis
Querzellen
Schlauchzellen
braune Schicht (Testa)
Schale (Kleie)
hyaline Membran
Mehlkörper (Endosperm)
Aleuron
Keimling

Der Aufbau eines Getreidekorns (Bildabdruck mit freundlicher Genehmigung von KAMPFFMEYER Food Innovation GmbH, Hamburg)

Tabelle fällt auf, dass besonders diejenigen Lebensmittel reich an Magnesium sind, die natürlich belassen sind und die alle Erbinformationen in sich tragen, um wieder neues Leben entstehen zu lassen, also Nüsse, Samen, Hülsenfrüchte, Getreide oder deren magnesiumhaltige Bestandteile (wie Weizenkleie). Gemüse, Obst, Milchprodukte, Fleisch und Fisch liefern hingegen – bis auf wenige Ausnahmen – relativ wenig Magnesium. (Vgl. auch Seite 105 ff.)

Ursachen für Magnesiummangel

Ein Magnesiummangel kann aus den unterschiedlichsten Gründen entstehen. Grundsätzlich unterscheidet man drei mögliche Ursachenkategorien: Entweder wir nehmen zu wenig Magnesium mit der Nahrung auf oder wir haben einen erhöhten Bedarf oder wir scheiden über Nieren, Darm oder Haut zu viel Magnesium aus. Im Folgenden erläutere ich die wichtigsten Aspekte:

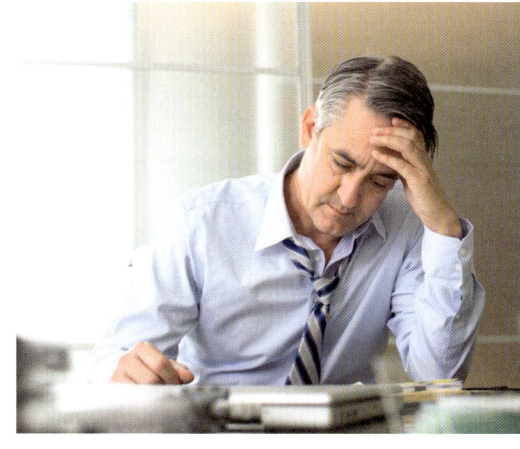

Vermehrter Stress

In Stresssituationen ist der Magnesiumbedarf erhöht. Mangelt es dann an Magnesium, so kommt es zur Übererregung in den Nervenbahnen, zu innerer Unruhe und Nervosität. Verschärft wird die Situation durch die Ausschüttung der Stresshormone Adrenalin und Noradrenalin. Sie regen die Zellen an, mehr Magnesium in die Blutbahn abzugeben, und zwar im Austausch mit Calcium, das unter Stress vom Stoffwechsel in den Zellen benötigt wird. Dadurch gelangt also vermehrt Magnesium in die Blutbahn, die Niere wird aktiv und scheidet überschüssiges Magnesium mit dem Urin aus – was den Magnesiummangel weiter verschärft.

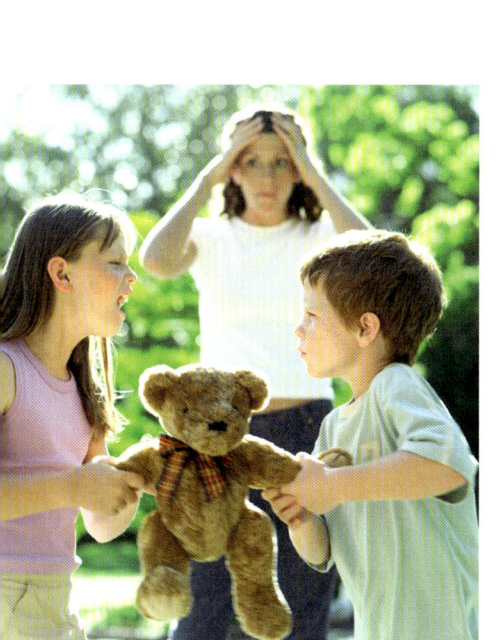

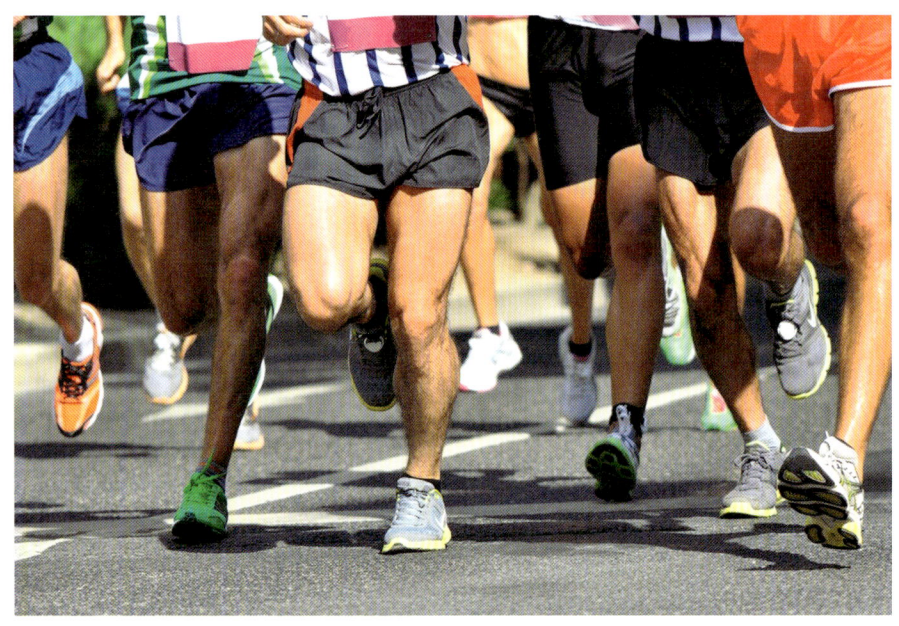

Höherer Magnesiumbedarf bei sportlicher Aktivität

Bei sportlicher Betätigung verbraucht der Körper durch die erhöhte Muskelaktivität deutlich mehr Magnesium. Zusätzlich wird durch vermehrtes Schwitzen auch mehr Magnesium ausgeschieden. Ausreichend Magnesium verhindert Muskelkrämpfe sowie die Bildung von Milchsäure, die unter anderem für den Muskelkater mitverantwortlich gemacht wird. Gleichzeitig erhöht Magnesium die Ausdauer und verkürzt die Regenerationszeit.

Minderwertige Ernährung

Unsere Vorfahren haben über Tausende von Jahren magnesiumreiche Lebensmittel zu sich genommen. Hauptnahrungsmitteln waren Nüsse, Vollkorngetreide und Gemüse, die reich an Magnesium waren. Folglich gab es für den Körper keine Notwendigkeit, Magnesium einzulagern. Aus diesem Grund hat der Körper nicht gelernt, Magnesium auf Vorrat anzulegen, und wir müssen heute noch Magnesium täglich zuführen. Wie aber sieht unsere heutige Ernährung aus? Um nur wenige

Grundlagen

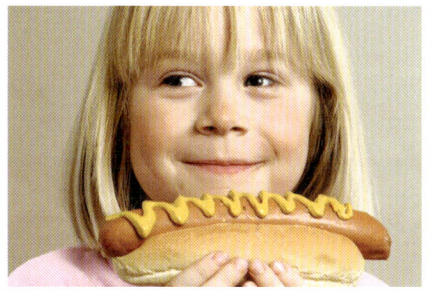

Ausgelaugte Böden

Doch selbst die Menschen, die sich heute bewusst und gesund ernähren, erhalten über die Nahrung nicht *die* Menge an Magnesium, die sie benötigen. Der Grund liegt in den ausgelaugten Böden. Monokulturen und die Verwendung von Schädlingsbekämpfungsmitteln haben verhindert, dass sich der Boden natürlich regenerieren kann. Saurer Regen, der Salpetersäure enthält, reagiert mit Magnesium und verringert dadurch das frei verfügbare Magnesium. Aber selbst wenn Magnesium noch im Boden vorhanden ist, wird die Aufnahme von Magnesium in die Pflanzen

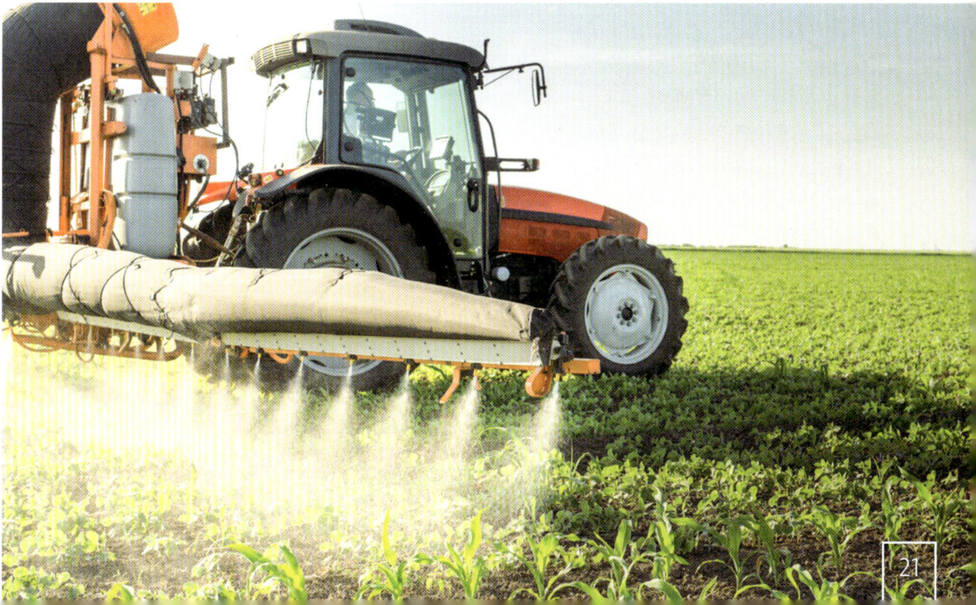

verbreitete Beispiele zu nennen: Weißbrot, Fastfood und Süßigkeiten enthalten praktisch kein Magnesium mehr und die beliebten Cola-Getränke rauben dem Körper zusätzlich Magnesium.

verhindert, weil die (industrialisierte) Landwirtschaft billige kaliumbasierte Dünger einsetzt. Das Kalium können die Pflanzen sehr leicht aufnehmen und so bleibt das Magnesium auf der Strecke. Aus diesen Gründen enthalten die Pflanzen nur noch einen geringen Anteil an Magnesium.

Mangelhafte Resorption

Die Resorption (= Aufnahme, Übergang in den Körper) von Magnesium im Magen-Darm-Trakt ist problematisch, weil Magnesium einerseits ein sehr reaktionsfreudiger Stoff ist, andererseits im Vergleich zu anderen Mineralien stets den Kürzeren zieht. Die Magnesiumresorption wird behindert durch hohe Konzentrationen von Calcium, Phosphor, Fett, Protein und Alkohol sowie durch Mangel an den Vitaminen B_1 und B_6. Selbst unter idealen Voraussetzungen werden maximal 30 Prozent des in Lebensmitteln enthaltenen Magnesiums über den Magen-Darm-Trakt aufgenommen. Tannin im Tee, Oxalsäure im Spinat oder Phytinsäure im Getreide blockieren die Resorption von Magnesium im Darm. Es wird wieder ausgeschieden, ohne jemals in einer Körperzelle angekommen zu sein und seine Wirkung dort entfaltet zu haben.

Wird Magnesium in Form von Tabletten eingenommen, werden sogar nur etwa 20 Prozent des zugeführten Magnesiums resorbiert. Denn je höher die Magnesiumkonzentration im Darm, desto weniger (prozentual gesehen) wird aufgenommen. Wer also Magnesium als Nahrungsergänzung zuführen möchte, der sollte verteilt über den Tag 300 bis 400 Milligramm Magnesium (in 2 Liter Wasser aufgelöst) trinken. Bei älteren Menschen kommt ein weiteres Resorptionsproblem hinzu. Wenn der Magen nicht genug Salzsäure produziert, wie das bei älteren Menschen oft der Fall ist,

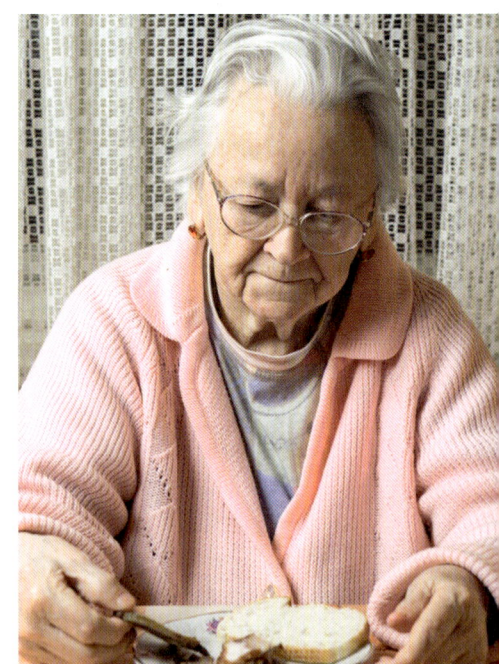

kann das Magnesiumsalz nicht einmal in seine resorbierbare Form gespalten werden. Davon betroffen sind auch Menschen, die als Magenschutz Säurehemmer einnehmen.

Magnesiumverlust durch Alkoholgenuss

Alkohol fördert die Ausscheidung von Magnesium über die Niere. Das macht sich sofort bemerkbar. Hier reichen bereits ein oder zwei Gläschen Wein am Abend, um nachts einen Krampf in der Beinmuskulatur auszulösen. Bei höherem Alkoholkonsum beziehungsweise bei chronischem Alkoholismus geht Magnesium sowohl über eine erhöhte Leber- als auch über die Nierenausscheidung verloren.

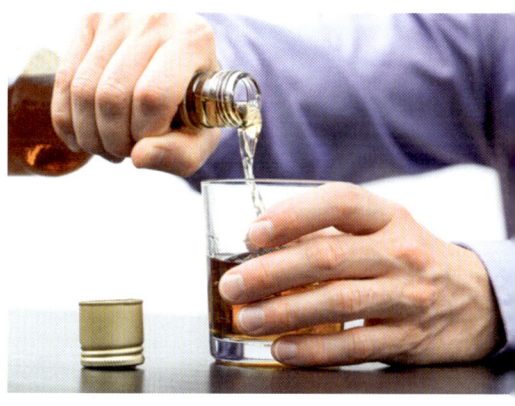

Magnesiummangel durch Arzneimittel

Die Einnahme bestimmter Medikamente kann Magnesiummangel verursachen. Entwässerungstabletten, blutdrucksenkende Mittel wie ACE-Hemmer, Abführmittel oder herzstärkende Mittel wie Digitalis verringern den Magnesiumspiegel im Körper massiv. Andere Medikamente wie die Antibabypille, Insulin, Antibiotika oder Cortison werden ebenfalls mit Magnesiummangel in Verbindung gebracht.

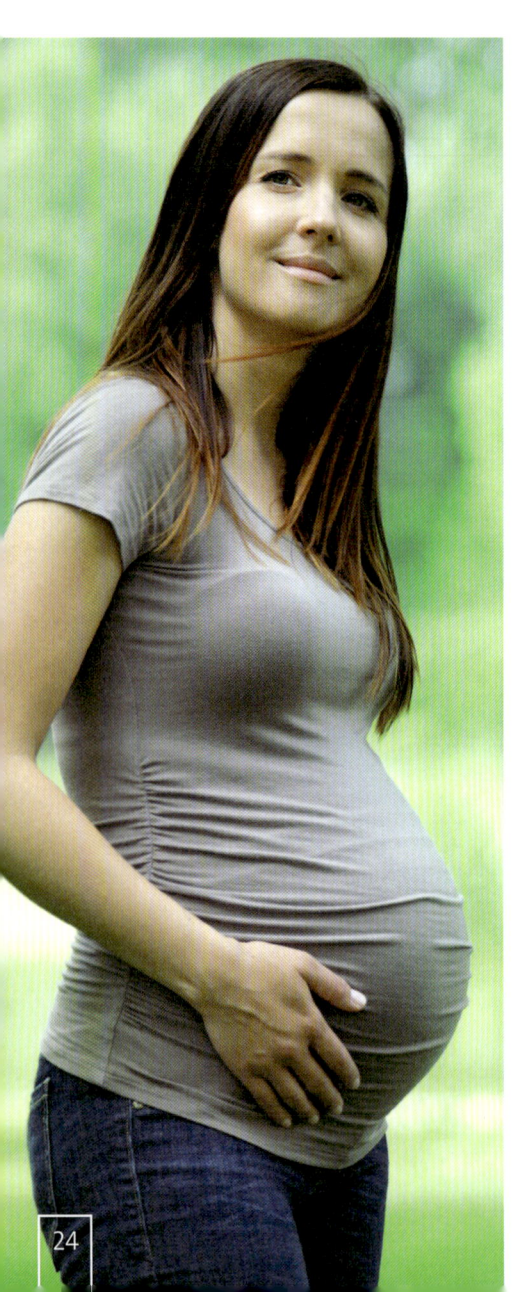

*Erhöhter Magnesiumbedarf
in der Schwangerschaft*

In der Schwangerschaft steigt der Magnesiumbedarf erheblich an. Das geschieht einerseits durch erhöhten Verbrauch (bedingt durch das Wachstum des Kindes), andererseits werden aufgrund der hormonellen Veränderungen in der Schwangerschaft bis zu 25 Prozent mehr Magnesium über die Nieren ausgeschieden. Übelkeit, Krämpfe, Bluthochdruck oder zu früh einsetzende Wehen – alles das hängt mit Magnesiummangel und der daraus resultierenden Verspannung der glatten Muskulatur zusammen.

Wie Magnesiummangel festgestellt wird

Magnesium wird hauptsächlich in den Zellen benötigt. Nur 1 Prozent des Magnesiumgehalts befindet sich im Blutplasma. Deshalb ist, wie schon erwähnt, eine normale Blutuntersuchung nur bedingt zum Feststellen eines Magnesiummangels geeignet.

Eine Magnesiummangel-Situation reguliert der Köper in erster Linie durch Abzug von Magnesium aus magnesiumhaltigen Körperstrukturen, vor allem aus der Muskulatur und den Knochen. Aus diesem

Grundlagen

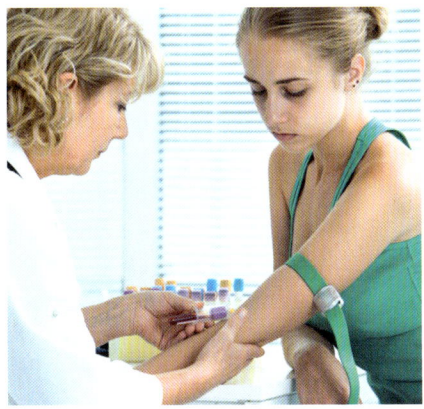

Magnesiummangel-Kurztest

- Sind Sie häufig gestresst?
- Trinken Sie häufig Alkohol?
- Wachen Sie nachts häufiger wegen Wadenkrämpfen auf?
- Treten bei Ihnen nach körperlicher oder sportlicher Betätigung Muskelverspannungen auf?
- Leiden Sie besonders im Nacken- und Schulterbereich an Muskelverspannungen?
- Leiden Sie an Migräne?
- Sind Sie Diabetiker?
- Bemerken Sie öfter ein Kribbeln oder Taubheitsgefühl in Armen oder Beinen?
- Essen Sie häufig Fastfood?
- Trinken Sie häufig Cola-Getränke?
- Nehmen Sie regelmäßig Medikamente wie Entwässerungstabletten, ACE-Hemmer, Abführmittel oder herzstärkende Mittel wie Digitalis ein?
- Treten bei Ihnen hin und wieder Zuckungen der Augenlider auf?
- Leiden Sie während der Regelblutung unter Krämpfen?

Grund macht sich Magnesiummangel nicht unmittelbar in Form eines niedrigen Blutspiegels bemerkbar. Erst wenn diese Magnesiumdepots mehr und mehr erschöpft sind, sinkt die Magnesiumkonzentration im Blutserum ab. Niedrige Serumspiegel sind deshalb ein sicheres Zeichen für Magnesiummangel und sollten als Alarmsignal interpretiert werden. Eine Verminderung des Gesamtmagnesiums im Körper kann aber bereits viel früher zu Symptomen und Beschwerden führen. Daher liefert ein Fragebogen zu Lebensführung, Ernährungsgewohnheiten, Krankheiten und Beschwerden (wie der nachfolgende Kurztest), wertvolle Hinweise auf einen etwaigen Magnesiummangel.

Wenn Sie mindestens zwei dieser Fragen mit ja beantwortet haben, kann dies ein Hinweis auf Magnesiummangel sein.

Die Untersuchung der Blut- und Urinwerte

Derzeit gelten folgende Normwerte:

Blutserumspiegel	0,75 bis 1,1 Millimol pro Liter
Erythrozyten	1,95 bis 2,65 Millimol pro Liter
Urin	2,5 bis 5 Millimol pro Tag

Es sei nochmals darauf hingewiesen, dass zum Beispiel ein Plasmawert von mehr als 0,75 Millimol pro Liter noch nicht garantiert, dass nicht doch ein Magnesiummangel vorliegt.

Aussagekräftiger ist die *gleichzeitige* Bestimmung von Blut- *und* Urinwerten. Allerdings ist dies aufwendig, weil der Patient 24 Stunden lang den Urin sammeln muss. Deshalb hat sich die Kombination aus Blutwerten in Verbindung mit einem Fragebogen als alltagstauglichste Methode zur Bestimmung des Magnesiumstatus herausgestellt.

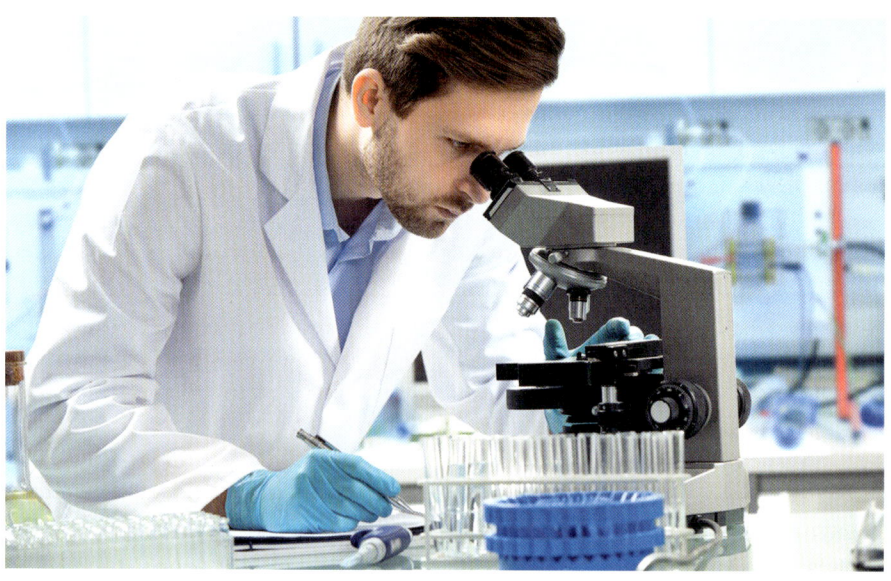

Grundlagen

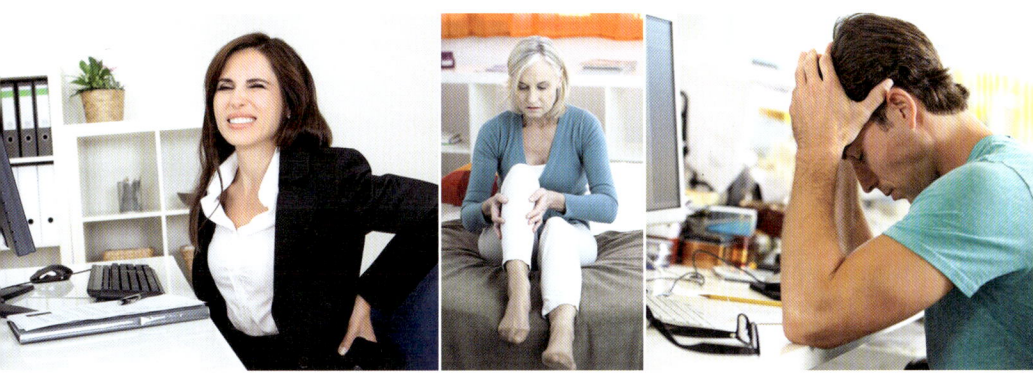

Die Bestimmung des Magnesiumgehalts in den Zellen

Die intrazelluläre Magnesiumbestimmung würde natürlich die objektivsten Ergebnisse liefern, da sich Magnesium ja zu 99 Prozent in den Zellen befindet. Dies ist zum Beispiel mittels der sogenannten „rasterelektronenmikroskopischen Röntgenemissionsspektralanalyse" möglich. Dazu können mithilfe eines Abstrichs Zellen aus der Mundschleimhaut ohne größeren Eingriff gewonnen werden. Diese Methode ermöglicht die frühe Feststellung eines Magnesiummangels in den Zellen. Entsprechende Testmöglichkeiten sind jedoch bisher nur in den USA verfügbar. Für Routineuntersuchungen ist diese Methode deshalb gegenwärtig zu zeit- und kostenaufwendig.

Symptome bei Magnesiummangel

Die Symptome bei Magnesiummangel sind zunächst unspezifisch und werden gerne ignoriert oder verharmlost. Hin und wieder ein nächtlicher Wadenkrampf, ein Kribbeln in den Händen oder Füßen oder ein taubes Gefühl in den Armen oder Beinen – alles scheinbar nicht so schlimm, denn es verschwindet nach einer Weile ja wieder von selbst. Wenn zu diesen Beschwerden dann aber noch eine ständige Müdigkeit oder Abgespanntheit kommt und das Nervenkostüm immer dünner wird, sollte man stets an Magnesiummangel denken.

Denn aus den harmlos anmutenden Beschwerden können sich gravierende Erkrankungen wie Herz-Kreislauf-Erkrankungen, Gefäßverkalkung und Schlaganfall

Typische Magnesiummangel-Beschwerden

- Augenlid- und Mundwinkelzucken
- Bluthochdruck
- Darmkrämpfe, Verdauungsbeschwerden
- Depressionen, Grübelei
- Durchblutungsstörungen
- Empfindungsstörungen (Kälte, Wärme)
- Geräuschempfindlichkeit (gesteigert)
- Herzkreislaufstörungen (Herzrasen, Rhythmusstörungen)
- Innere Unruhe, Reizbarkeit, Nervosität, Verwirrtheit
- Kalte Füße und Hände
- Kopfschmerzen, Migräne
- Menstruationsbeschwerden
- Muskelkrämpfe (vor allem in den Beinen)
- Prämenstruelles Syndrom
- Rücken- und Nackenschmerzen
- Schlafbedürfnis (erhöht)
- Schlafstörungen
- Schnelle Erschöpfung, Müdigkeit
- Schwäche- und Abgeschlagenheitsgefühl
- Schwindel
- Zittern, Taubheitsgefühle, Kribbeln in Händen und Füßen

entwickeln. Auch Diabetes, Migräne und Gelenkbeschwerden, Tinnitus, Depressionen und Demenz werden durch einen Mangel an Magnesium begünstigt. Die gute Nachricht: Mit ausreichender Zufuhr von Magnesium können diese zum Teil lebensbedrohlichen Krankheiten nicht nur verhindert, sondern auch spürbar gebessert werden, wenn sie bereits eingetreten sind.

Häufig treten mehrere Beschwerden gleichzeitig auf. Dies wird dann als Magnesiummangelsyndrom bezeichnet.

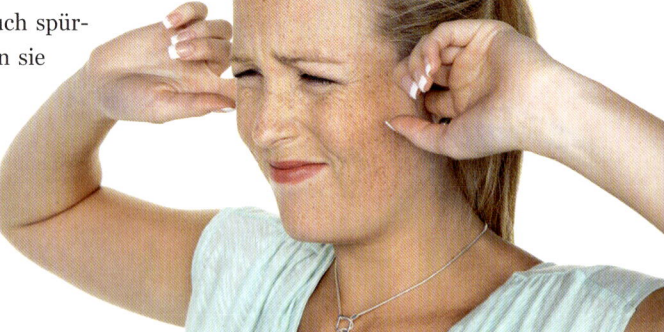

Grundlagen

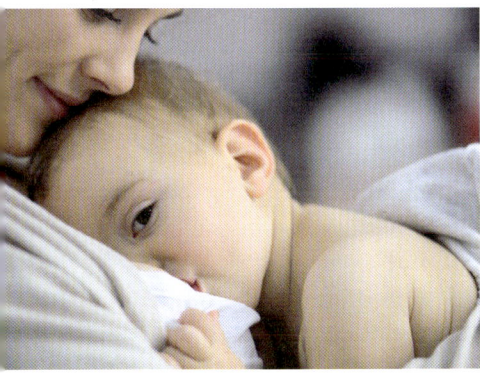

Unser Magnesiumbedarf

Allgemeine Empfehlungen für die tägliche Magnesiumzufuhr

Die offiziell empfohlene tägliche Menge (englische Abkürzung dafür: RDA = *Recommended Dietary Allowances*) für Magnesium liegt bei 300 bis 400 Milligramm. Dabei handelt es sich um eine Menge, die Sie täglich aufnehmen sollten, wenn Sie als gesunder Mensch einen Mangel verhindern möchten. Diese Menge an Magnesium müssten Sie täglich über die Nahrung zu sich nehmen – in der heutigen Zeit ist das selbst für ernährungsbewusste Menschen eine Herausforderung.

Experten sind jedoch der Meinung, dass diese Menge für optimale Gesundheit und Leistungsfähigkeit nicht ausreichend ist, erst recht nicht für Sportler, Schwerarbeiter, Stressgeplagte oder bereits erkrankte Menschen. Viele Fachleute fordern deshalb die Erhöhung des RDA für Magnesium auf 6 bis 8 Milligramm pro Kilo Körpergewicht. Das entspricht einer täglichen Dosis von 400 bis 1000 Milligramm reinem Magnesium (je nach Körpergewicht). Diese Menge ist selbst bei optimaler Ernährung heute über die Nahrung nicht mehr zu decken. Im Jahr 2006 stellte die Weltgesundheitsorganisation (WHO) fest, dass die meisten Menschen weltweit an Magnesiummangel litten. Das belegen auch groß angelegte Studien der *Deutschen Gesellschaft für Ernährung* und des *Bundesministeriums für Ernährung, Landwirtschaft und Verbraucherschutz*. Die traurige Wahrheit ist, dass praktisch jeder von uns (zumindest latent) an Magnesiummangel leidet.

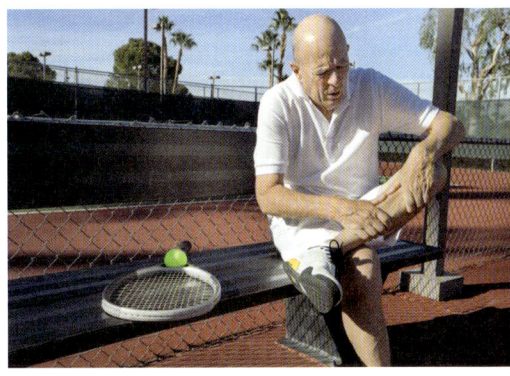

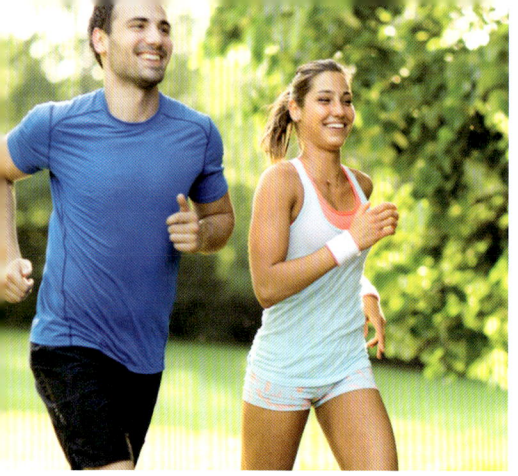

Besondere Umstände, die einen Mehrbedarf an Magnesium bedingen:
- Abmagerungsdiäten
- Alkoholkonsum
- Bluthochdruck und Herzkrankheiten
- Calciummangel
- Diabetes mellitus (Zuckerkrankheit)
- Leistungssport
- Magen-Darm-Erkrankungen
- Medikamente wie Antibabypille, Diuretika, Herzmittel
- Metabolisches Syndrom
- Migräne
- Muskelkrämpfe
- Rauchen
- Schwangerschaft
- Schwere körperliche Arbeit
- Stillzeit
- Stoffwechselstörungen
- Stress und erhöhte Belastungen
- Untergewicht

Wer braucht zusätzliches Magnesium?

Die logische Schlussfolgerung aus dem bisher Gesagten lautet: Im Prinzip benötigt *jeder* zusätzliches Magnesium. In besonderem Maße gilt dies jedoch für Menschen, die aufgrund bestimmter Belastungen oder Beschwerden ohnehin einen Mehrbedarf an Magnesium aufweisen.

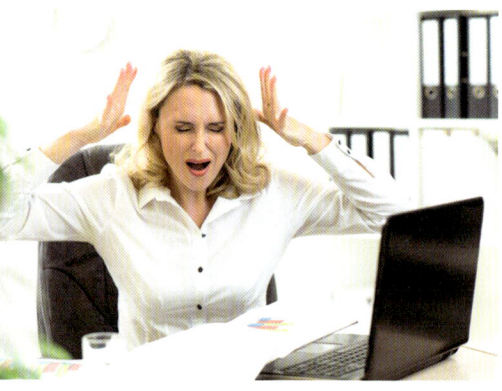

Grundlagen

Die verschiedenen Möglichkeiten der Magnesiumaufnahme

Welche Möglichkeiten stehen uns nun zur Verfügung, neben der Nahrung zusätzlich Magnesium aufzunehmen?
Grundsätzlich gibt es drei verschiedene Wege, den Körper zusätzlich mit Magnesium zu versorgen:
- die Infusion („intravenös")
- die Einnahme als Tablette, Granulat oder Pulver („oral")
- die Aufnahme über die Haut, als Lösung oder Badezusatz („transdermal")

Die Infusion

Mit der intravenösen Magnesiuminfusion lässt sich ein Mangel am schnellsten und effektivsten beheben. Die Bioverfügbarkeit beträgt 100 Prozent und die Resorptionsprobleme und Nebenwirkungen im Magen-Darm-Trakt werden elegant umgangen. Hauptindikationen der Magnesiuminfusion sind Notfallsituationen wie Herzinfarkt, Schlaganfall, Herzrasen, Herz-Rhythmus-Störungen, vorzeitige Wehen in der Schwangerschaft oder Krampfanfälle.
Es muss aber nicht immer gleich eine Notfallsituation vorliegen – auch sonst lassen

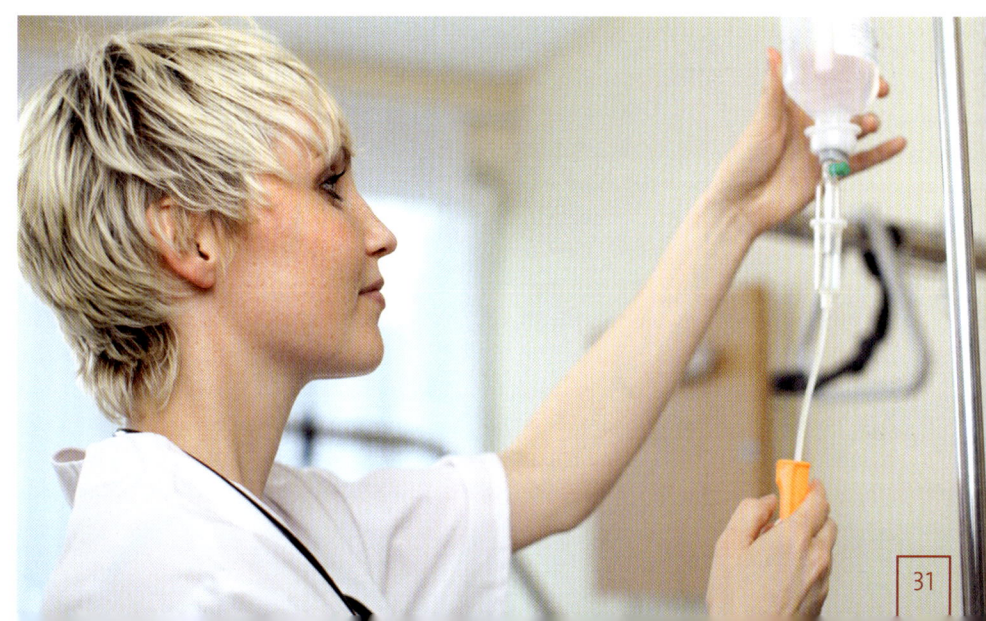

sich Magnesiuminfusionen sinnvoll einsetzen. Mit keiner anderen Methode kann bei einem ausgeprägten Magnesiummangel so schnell und sicher Abhilfe geschaffen werden. Hier hat sich eine Kur mit sechs bis zehn Magnesiuminfusionen in Kombination mit Vitamin B_1, B_6 und B_{12} in einem Abstand von zwei bis drei Tagen ausgezeichnet bewährt.

Allerdings ist dazu immer ein Besuch beim Arzt notwendig. Da Magnesium praktisch ein Leben lang substituiert werden muss, ist diese Form für die tägliche Zufuhr ungeeignet, sondern kurmäßigen Anwendungen vorbehalten.

Die orale Einnahme

Jeder kennt Magnesium zum Einnehmen – es ist die bekannteste Form der Magnesiumzufuhr. Eine fast unüberschaubare Anzahl von Präparaten wird in verschiedenen Darreichungsformen in Apotheken, Reformhäusern, Supermärkten und im Internet angeboten. Ihr Vorteil liegt in der einfachen Handhabung und im günstigen Preis, zumindest im Supermarkt.

Doch für alle oral zugeführten Präparate – egal, ob aus der Apotheke oder dem Discounter – trifft gleichermaßen zu, dass die Magnesiumaufnahme über den Magen-

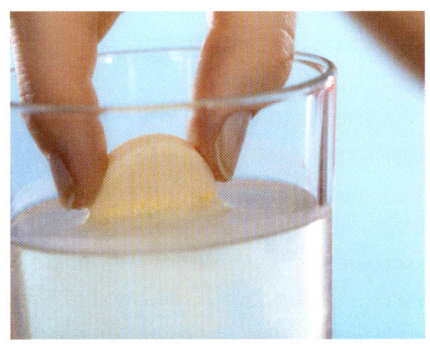

Darm-Trakt komplizierten biochemischen Resorptionsvorgängen unterliegt und nur ein Bruchteil – maximal 20 bis 30 Prozent – der zugeführten Magnesiummenge wirklich vom Körper aufgenommen wird. Bei älteren Menschen ist die Magnesiumaufnahme über den Darm noch weiter reduziert. Nun könnte man auf die Idee kommen, einfach die Dosis zu erhöhen. Dies ist aber nur begrenzt möglich, weil höhere Dosen Durchfälle auslösen können. Auch sinkt die prozentuale Aufnahmerate umso mehr, je höher die Konzentration von Magnesium im Darm ist.

Ein weiterer Nachteil der oralen Einnahme liegt in der häufigen Unverträglichkeit. Bei vielen Menschen führt das Schlucken von Magnesiumpräparaten zu Nebenwirkungen. Die verträgliche Dosis kann dabei höchst unterschiedlich sein.

Grundlagen

Während bei dem einen bereits 100 Milligramm Magnesium zu Unwohlsein, Übelkeit, Blähungen oder Durchfall führen, verträgt der andere 400 Milligramm ohne Probleme.

Die Aufnahme über die Haut

Die äußerliche Magnesiumzufuhr über die Haut ist eine interessante, relativ neue Darreichungsform, die sich zunehmender Beliebtheit erfreut. Noch vor wenigen Jahren als Geheimtipp unter Spitzensportlern gehandelt, erobert sie derzeit die Gesundheitsszene. Die Rede ist vom sogenannten *Magnesium Oil*, das gegenüber der innerlichen Aufnahme völlig neue Möglichkeiten bietet. Besonders für Menschen, die Magnesium oral schlecht vertragen, die generell ungern etwas einnehmen oder die ein Akutproblem wie Muskelkrämpfe schnell und gezielt beheben wollen, stellt *Magnesium Oil* eine sinnvolle Ergänzung oder Alternative dar.

> **Wer profitiert besonders von der äußerlichen Magnesiumanwendung?**
> - Alle, die Magnesium oral schlecht vertragen
> - Alle, die Magnesium schlecht resorbieren
> - Ältere Menschen, die Magnesium über den Darm zunehmend schlechter aufnehmen
> - Alle Sportler – wegen der nebenwirkungsfreien Dosisanpassung
> - Alle, die unter Muskelkrämpfen leiden und sofortige Hilfe benötigen
> - Alle, die lokale Beschwerden direkt und punktgenau behandeln wollen
> - Schwangere und stillende Mütter

Da die äußerliche Magnesiumanwendung noch relativ unbekannt ist, soll hier ausführlicher darüber berichtet werden.

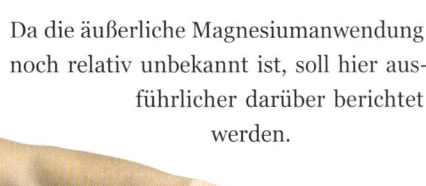

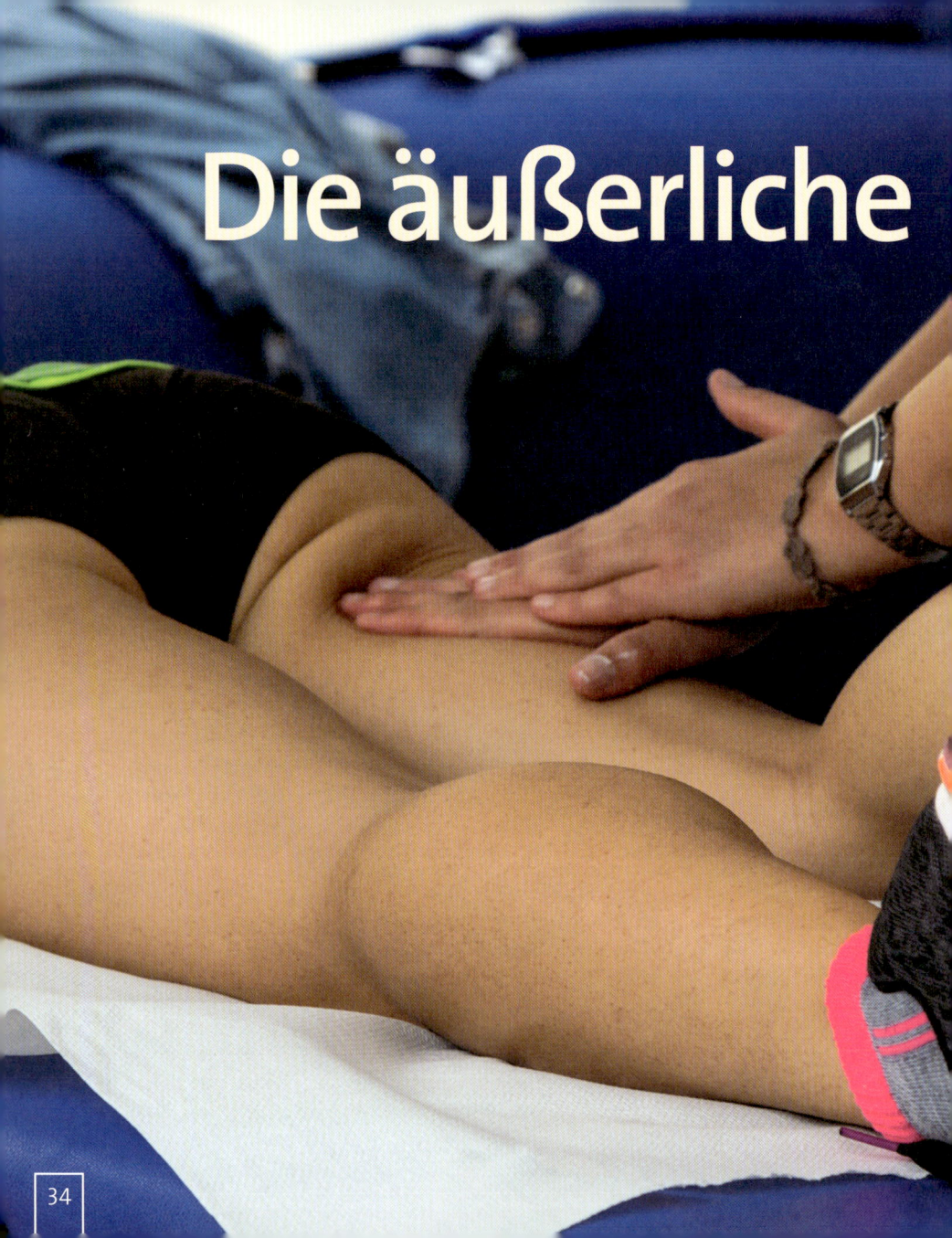
Die äußerliche

Magnesiumanwendung

Neben den Anwendungsformen von Magnesium als *Gel* oder in Form von *Flakes* (mehr dazu weiter unten) geht es hier vor allem um das *Magnesium Oil*. Diese Form der Magnesiumanwendung wird sowohl für die regelmäßige tägliche Magnesiumzufuhr als auch für die gezielte lokale Behandlung eingesetzt, insbesondere bei muskulären Beschwerden. Magnesium wird in diesem Fall nicht eingenommen, sondern direkt auf die Haut gesprüht, dort resorbiert und zu den Zellen transportiert. Mit dieser äußerlichen, der sogenannten transdermalen Magnesiumanwendung, wurde ein neues Kapitel der Magnesiumaufnahme aufgeschlagen. Das große Plus: Der Magen-Darm-Trakt wird umgangen und die Magnesiumchlorid-Lösung kann direkt am Ort des Geschehens aufgetragen und damit eine schnelle Wirkung erzielt werden. Alle Resorptionsprobleme im Darm sowie dosisabhängige Nebenwirkungen sind bei der transdermalen Anwendung hinfällig.

Der größte Vorteil dieser neuen Anwendungsform liegt also in der Möglichkeit der direkten Akutbehandlung von muskulären Problemen wie Muskelkrämpfe, Muskelkater, *Restless Legs*, Arthrose und dergleichen. Schmerzhafte Areale können so punktgenau behandelt werden. *Magnesium Oil* wird einfach auf die betroffenen Stellen aufgetragen, einmassiert und wirkt unmittelbar. Mit keiner anderen Darreichungsform ist eine vergleichbar schnelle Wirkung bei muskulären Beschwerden zu erreichen. Kein Wunder, dass insbesondere Sportler und Menschen, die an Muskelkrämpfen leiden, darauf nicht mehr verzichten möchten.

Ältere Menschen profitieren ebenfalls von dieser Darreichungsform, denn im Alter lässt die Magensäureproduktion mehr und mehr nach. Magensäure ist aber

Vorteile der äußerlichen Magnesiumanwendung

- Keine Resorptionsprobleme im Magen-Darm-Trakt
- Dosierung nach individuellem Bedarf möglich
- Frei von dosisabhängigen Nebenwirkungen (wie Durchfall)
- Schnellere Wirksamkeit
- Direktes Auftragen auf Problemzonen möglich
- Muss nicht eingenommen werden
- Ideal für Sportler zum Behandeln schmerzhafter Muskulatur

notwendig, damit Magnesium überhaupt in seine resorbierbare Form überführt und vom Körper aufgenommen werden kann. Da wundert es nicht, dass sich gerade bei älteren Menschen die äußerliche Anwendung von Magnesium großer Beliebtheit erfreut. Viele ältere Frauen leiden an nächtlichen Wadenkrämpfen. Abgesehen davon, dass die orale Einnahme von Magnesium in diesem Fall nichts bringen würde, weil es viel zu lange dauert, bis das Magnesium dort ankommt, wo es gebraucht wird, kann *Magnesium Oil* direkt auf die schmerzhafte Stelle aufgetragen und eine unmittelbare Wirkung erzielt werden. Eine sehr effektive und elegante Methode!

Magnesium Oil – was ist das?

Das *Magnesium Oil* hat seinen Namen aufgrund seiner öligen Textur erhalten. Obwohl es sich ölig anfühlt, handelt sich nicht um ein Öl, sondern um eine gesättigte Salzlösung, die nur zu 69 Prozent aus Wasser und zu 31 Prozent aus einem Magnesiumsalz, dem Magnesiumchlorid, besteht. Die „ölige" Beschaffenheit wird einerseits durch die hohe Konzentration, andererseits durch die extreme Wasserbindung von Magnesiumchlorid hervorgerufen. Jedes Magnesiumchlorid-Molekül bindet sechs Moleküle Wasser. Durch diese hygroskopische Eigenschaft bleibt Magnesiumchlorid praktisch immer feucht; das unterstützt die Aufnahme über die Haut.

Bei dieser konzentrierten Lösung sind keine Konservierungsstoffe notwendig, da es sich bei Salz um einen natürlichen Konservierungsstoff handelt und die Salzkonzentration in einer gesättigten Magnesiumchlorid-Lösung so hoch ist, dass praktisch keine Keime wachsen können.

Die äußerliche Magnesiumanwendung

Wie Magnesium Oil gewonnen wird

Magnesiumchlorid wird vor allem aus Meerwasser gewonnen. Besonders das Tote Meer ist berühmt für seinen hohen Anteil an Magnesium. Doch wegen der zunehmenden Verschmutzung der Meere (insbesondere mit Schwermetallen) muss dieses Magnesiumsalz raffiniert werden und wird dadurch auch weiterer Mineralien, die es natürlicherweise enthält, beraubt. Das Ergebnis ist ein Kunstprodukt, das seine natürliche Zusammensetzung verloren hat.

Es gibt jedoch auch *unterirdische* Magnesiumchlorid-Vorkommen, die aus eingetrockneten Urmeeren entstanden sind. Eines dieser unterirdischen Vorkommen ist das ehemalige „Zechstein-Meer". Es erstreckte sich von Nordengland über Deutschland bis nach Russland. Es ist vor etwa 250 Millionen Jahren ausgetrocknet und die darin enthaltenen Mineralien haben sich – getrennt in unterschiedliche Schichten – abgelagert. Die Magnesiumchlorid-Ablagerungen in Holland gelten als die weltweit reinste und hochwertigste natürliche Quelle für Magnesiumchlorid und haben als „Zechstein-Magnesium" Bekanntheit erlangt. Durch tektonische Erdverschiebungen befindet sich die Magnesiumchlorid-Schicht heute etwa 1600 bis 2000 Meter tief in der Erde. Hier lagert sie sozusagen im Bauch der Erde, geschützt vor Umweltverschmutzung.

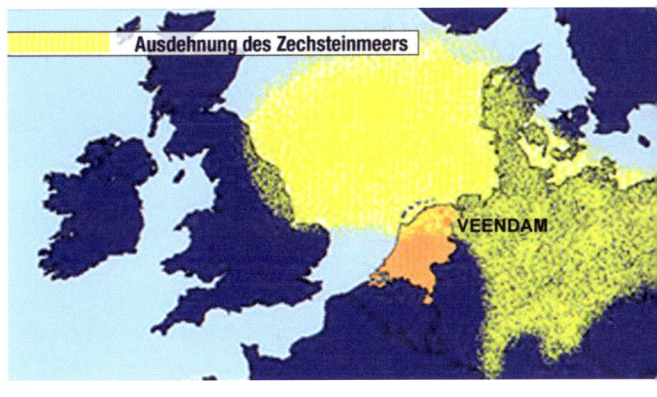

Neue Technologien haben es im Jahre 1982 erstmals möglich gemacht, diesen Rohstoff in Veendam in den Niederlanden als gesättigte Magnesiumchlorid-Lösung zu fördern. Hierzu wird Wasser in die Magnesiumchlorid-Schicht gepumpt. Das Magnesiumchlorid löst sich zu einer 31-prozentigen gesättigten Lösung, dem sogenannten *Magnesium Oil*, das dann als solches an die Oberfläche gefördert wird. Dank ihrer außergewöhnlichen Reinheit steht diese gesättigte Magnesiumchlorid-Lösung ohne weitere Verarbeitung als gebrauchsfertiges Produkt für Anwendungen im Gesundheits- und Wellnessbereich zur Verfügung. *Zechstein Magnesium Oil* wird kontinuierlich einer chemischen Analyse unterzogen; auf diese Weise werden die Reinheit und die pharmazeutische Qualität jeder Charge dokumentiert und belegt. Diese geprüfte und zertifizierte Magnesium-Oil-Qualität trägt ein Qualitätssiegel, das unter dem Namen „Zechstein inside" bekannt ist.

Magnesiumchlorid aus den unterirdischen Minen ist ein Naturprodukt und zum Teil großen natürlichen Schwankungen unterworfen. Deshalb ist der Qualität des geförderten Magnesiumchlorids höchst unterschiedlich. Häufig ist Magnesiumchlorid nur ein Abspaltungsprodukt aus der Kali-Industrie, das etlichen Raffinierungsprozessen unterzogen wurde. Von Naturprodukt kann in diesem Fall keine Rede mehr sein. Besonders Anbieter aus deutschen Minen im Harz und aus Polen stellen diese als technisch bezeichnete Qualität her, die hauptsächlich in der Autoindustrie Verwendung findet, zum Beispiel für Radfelgen. Auch zum Streuen bei winterlichen Straßenverhältnissen wird es eingesetzt.

Vorsicht vor unseriösen Angeboten!

Leider wird diese minderwertige technische Qualität besonders im Internet auch für Anwendungen im Gesundheits- und Wellnessbereich angeboten. Oft handelt es sich dabei um die sogenannten *Magnesium Flakes* in großen Gebinden (etwa 25-Kilo-Säcke oder 10-Kilo-Eimer zu äußerst günstigen Preisen). Für die Verbraucher ist nur schwer zu erkennen, ob es sich dabei um das originale *Zechstein Magnesium* handelt, denn fatalerweise ist der Begriff „Zechstein" nicht als Marke schützbar, weil es sich um einen geografischen Begriff handelt. Jeder, der im Bereich des ehemaligen Zechstein-Meeres fördert, darf seinem Produkt diesen Beinamen geben. Deshalb: Seien Sie vorsichtig gerade bei günstigen Angeboten in großen Gebinden und achten Sie beim Kauf auf das *Zechstein-inside*-Zeichen. Damit haben Sie die

Qualitätssiegel der Zechstein-Mine

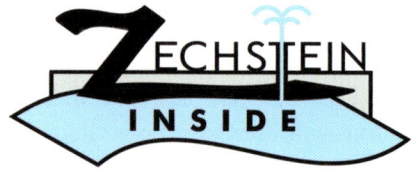

Die äußerliche Magnesiumanwendung

Gewähr, ein ständig kontrolliertes und für die Anwendung am Menschen zertifiziertes Produkt zu erwerben.

Wie man sich die Aufnahme durch die Haut vorstellen kann

Die Haut stellt zwar eine natürliche Schutzbarriere dar, aber für bestimmte Stoffe ist sie dennoch durchlässig. In der Medizin wird diese Art der Anwendung schon lange praktiziert. Beispiele dafür sind Hormonpflaster und -cremes, Nikotin- oder Schmerzpflaster.

Man nimmt an, dass Magnesium hauptsächlich über die Schweißdrüsen aufgenommen wird. Damit der Körper vor hohen Magnesiumverlusten beim Schwitzen geschützt ist, gibt es vermutlich speziell dafür ausgestattete Zellen, die Magnesium aktiv in die Schweißdrüsen zurückholen. Diese Zellen sind anscheinend auch in der Lage, von außen aufgetragenes Magnesium aufzunehmen, wenn der Körper einen Mangel aufweist. Auch wenn dieser Prozess noch nicht vollständig geklärt ist, gibt es doch immer mehr wissenschaftliche Belege für diese Annahme. (Für Details zu diesen Fragen möchte ich auf mein umfangreiches *Magnesium-Buch* verweisen, das 2014 im Verlag VAK erschienen ist.)

Formen der äußerlichen Magnesiumanwendung

Für die äußerliche Anwendung von Magnesium stehen drei unterschiedliche Formen zur Verfügung:
- die flüssige, konzentrierte Magnesiumchlorid-Lösung, das *Magnesium Oil*;
- die Magnesiumchlorid-Flocken, die sogenannten *Flakes* als Badezusatz;
- das Massage-Gel, das aus *Magnesium Oil* und einem Gelbildner besteht.

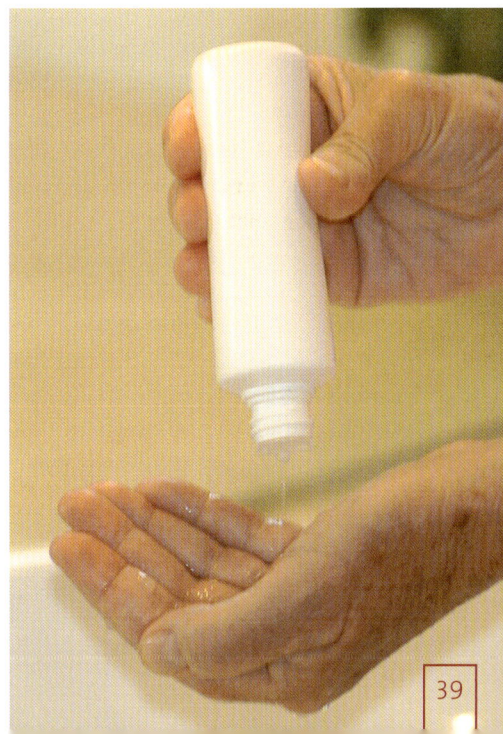

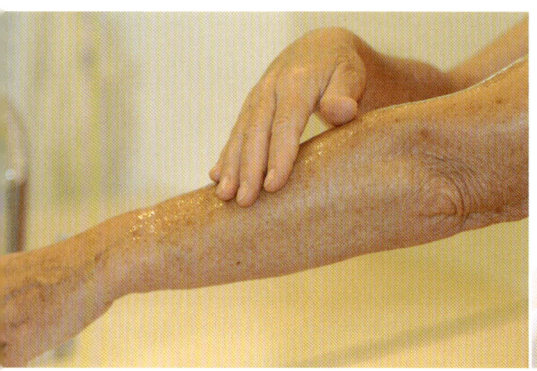 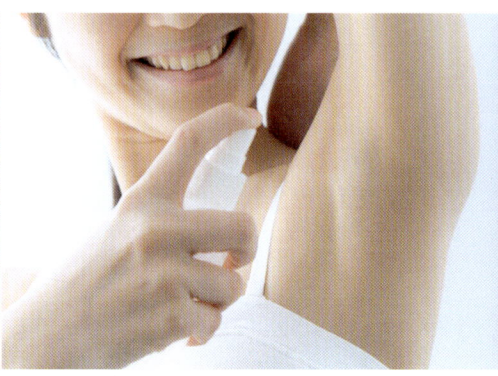

Magnesium Oil

Zechstein Magnesium Oil wird meist in 100- bis 200-Milliliter-Flaschen zum Sprayen oder Tropfen, zur direkten Anwendung auf die Haut, angeboten. Beim original *Zechstein Magnesium Oil* handelt es sich um eine gesättigte 31-prozentige Magnesiumchlorid-Lösung. Es besteht also zu 31 Prozent aus Magnesiumchlorid und zu 69 Prozent aus Wasser. *Magnesium Oil* ist auch in größeren Gebinden, zum Beispiel in 1-Liter-Flaschen als Vorratspackung oder für Voll- und Fußbäder erhältlich. 1 Milliliter 31-prozentiges *Magnesium Oil* enthält 103 Milligramm reines Magnesium.

Magnesium Oil ist sowohl zur regelmäßigen täglichen Anwendung als auch zur Akutbehandlung geeignet.

Basisanleitung für die Anwendung von Magnesium Oil

Für die tägliche Magnesiumzufuhr wird *Magnesium Oil* direkt auf die Haut aufgetragen und einmassiert. Normalerweise reibt man morgens und abends je 2 Milliliter in die Haut ein, das entspricht etwa 400 Milligramm reinem Magnesium. Erfahrungsgemäß eignen sich für die tägliche Anwendung Arme und Schulterpartie am besten, denn die Arme sind leicht zugänglich und die konzentrierte Magnesiumchloridlösung wird hier gut vertragen. Sie können sie aber auch auf Oberschenkel, Unterschenkel oder Bauch auftragen. Die Anwendung in den Achselhöhlen hat sich ebenfalls bewährt: Dort wird *Magnesium Oil* besonders gut von der Haut aufgenommen, weil viele Schweißdrüsen vorhanden sind. Gleichzeitig wirkt es als Deodorant.

Die äußerliche Magnesiumanwendung

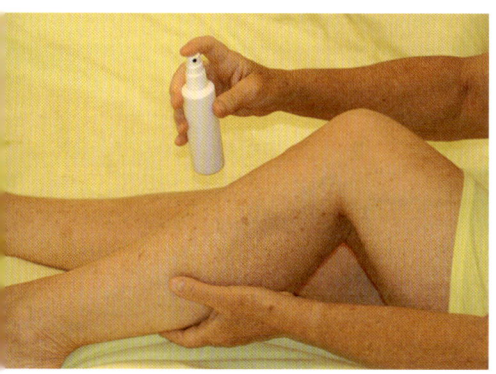

Die Anzahl der Sprayhübe oder Tropfen ist abhängig von der Konzentration der Lösung und davon, wie viele Sprayhübe oder Tropfen für 1 Milliliter *Magnesium Oil* erforderlich sind. Je nachdem werden zwischen 5 und 20 Sprayhüben oder Tropfen pro Anwendung empfohlen. Grundsätzlich sollte man lieber zu viel als zu wenig verwenden, denn eine problematische Überdosierung ist mit der Anwendung auf der Haut nicht möglich: Sind die Zellen gesättigt, nehmen sie einfach nichts mehr auf!

Anwendungshinweise für Einsteiger

Wer zum ersten Mal *Magnesium Oil* anwendet, sollte zu Beginn niedrig dosieren und die Dosis langsam steigern, um die Haut daran zu gewöhnen. Anfangs kann es an den eingeriebenen Stellen zu einem leichten Kribbel- oder Wärmegefühl kommen. Das ist normal und ein Zeichen dafür, dass Magnesium in das Hautgewebe eindringt.

Bei empfindlicher Haut kann die konzentrierte Magnesiumlösung unangenehm auf der Haut sein. In diesem Fall rate ich Ihnen, Produkte mit niedrigerer Konzentration zu verwenden. Entsprechende Präparate sind im Handel erhältlich. Dabei reduziert sich aber natürlich auch der Magnesiumgehalt der Lösung. Deshalb muss die Dosis entsprechend angepasst werden.

Wenn Sie *Magnesium Oil* nach dem Eintrocknen auf der Haut als unangenehm empfinden, können Sie es einfach mit Wasser abwaschen. Die Einwirkzeit sollte aber mindestens 10 Minuten betragen.

Vorsicht!

Magnesium Oil darf nicht mit den Augen in Kontakt kommen. Auch das Auftragen auf frisch rasierte Areale, auf verletzte Hautpartien oder offene Wunden empfiehlt sich nicht, weil es ein Brennen verursacht.
Nach dem Einreiben immer die Hände waschen, damit nichts versehentlich in die Augen gerät.

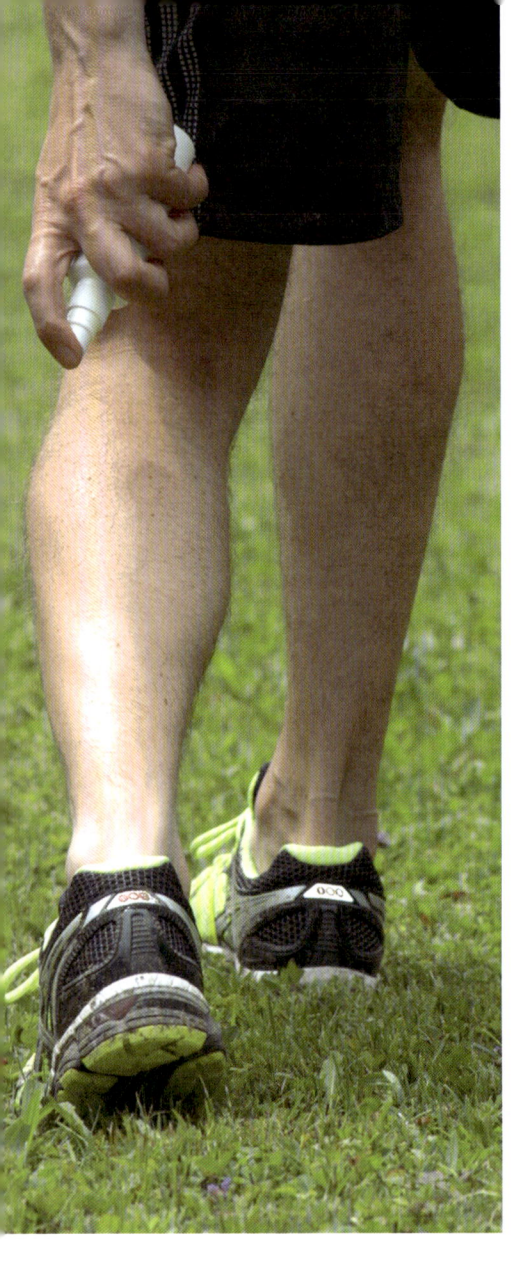

Herstellung unterschiedlicher *Magnesium-Oil-*Konzentrationen

Für die verschiedenen Anwendungen sind unterschiedliche Konzentrationen erforderlich. Welche Konzentration für die jeweilige Anwendung sinnvoll ist, diese Angabe finden Sie im entsprechenden Anwendungskapitel. Hier folgt eine Übersicht, in welchem Verhältnis Sie die konzentrierte Magnesiumchloridlösung verdünnen müssen, um eine bestimmte Konzentration zu erhalten.

31 %	konzentriertes, unverdünntes *Magnesium Oil*
17,5 %	1 Teil *Magnesium Oil* + 1 Teil Wasser

Magnesium für die gezielte lokale Behandlung

Mit den Magnesiumprodukten zur äußerlichen Anwendung besteht jetzt erstmals die Möglichkeit, es direkt dort aufzutragen, wo die Beschwerden bestehen. Mit keinem anderen Mittel lassen sich Muskelkrämpfe derart schnell und zuverlässig beheben wie mit *Magnesium Oil*: Einfach an der schmerzhaften Stelle einmassieren und in wenigen Augenblicken löst sich der Krampf.

Die äußerliche Magnesiumanwendung

12 %	1 Teil *Magnesium Oil* + 2 Teile Wasser
9,5 %	1 Teil *Magnesium Oil* + 3 Teile Wasser
7,5 %	1 Teil *Magnesium Oil* + 4 Teile Wasser
6,5 %	1 Teil *Magnesium Oil* + 5 Teile Wasser
5,5 %	1 Teil *Magnesium Oil* + 6 Teile Wasser
5,0 %	1 Teil *Magnesium Oil* + 7 Teile Wasser
3,0 %	1 Teil *Magnesium Oil* + 10 Teile Wasser
2,5 %	1 Teil *Magnesium Oil* + 15 Teile Wasser
2,0 %	1 Teil *Magnesium Oil* + 19 Teile Wasser

Magnesium Gel

Das Gel besteht aus der konzentrierten Magnesiumchlorid-Lösung und einem Gelbildner. Mittlerweile gibt es Produkte auf dem Markt, die zusätzliche Wirkstoffe enthalten. Eine Massage mit *Magnesium Gel* hat neben der muskelentspannenden gleichzeitig eine feuchtigkeitsspendende und pflegende Wirkung auf die Haut. Die Magnesiumchlorid-Konzentration beträgt beim Gel etwa 30 Prozent, je nachdem, wie hoch der Anteil der übrigen Substanzen ausfällt. 1 Milliliter Gel enthält etwa 100 Milligramm reines Magnesium.

Die Anwendung

Magnesium Gel ist sowohl für die sportliche Fitnessmassage als auch für eine Entspannungsmassage geeignet. Das Gel wird auf die entsprechende Stelle auftragen und einige Minuten sanft einmassiert. Es sollte dann für mindestens 15 Minuten auf der Haut bleiben, damit das Magnesium gut einziehen kann. Durch den Massageeffekt wird die Aufnahme von Magnesium über die Haut weiter verstärkt. Anschließend können Sie überschüssiges Gel mit warmem Wasser abspülen, wenn es sich klebrig anfühlt. Wenn das Gel jedoch gut in die Haut eingearbeitet wurde, kann der Rest auch auf der Haut verbleiben.

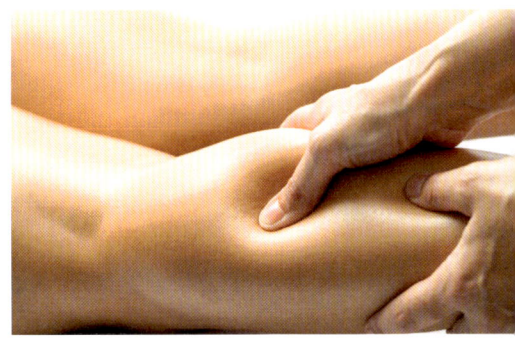

> **Vorsicht!**
> Das Gel bitte nicht auf offene Wunden, auf frisch rasierte oder verletzte Haut aufgetragen, denn das brennt. Die Augen und die Mundpartie ebenfalls aussparen! Bei großflächiger Anwendung kann es zu einem leichten Wärmegefühl kommen. Das ist normal und auf die gefäßerweiternde Wirkung von Magnesium zurückzuführen.

Magnesium Flakes

Obwohl es sich bei den Flocken um die *feste* Form des Magnesiumchlorids handelt, bestehen diese zu mehr als der Hälfte aus gebundenem Wasser. Diese chemische Verbindung, bei der 1 Molekül Magnesiumchlorid 6 Moleküle Wasser bindet, wird als Magnesiumchlorid-Hexahydrat bezeichnet.

Der Magnesiumgehalt von Zechstein Magnesium Flakes

Zechstein Magnesium Flakes bestehen also nur zu 47 Prozent aus Magnesiumchlorid und zu 53 Prozent aus Wasser. Dies ist wichtig zu wissen und zu berücksichtigen, wenn Sie aus den *Magnesium Flakes* eine Lösung mit einer bestimmten Konzentration herstellen möchten. *Zechstein Magnesium Flakes* haben von allen Darreichungsformen die höchste Magnesiumkonzentration. 1 Gramm Magnesium Flakes enthält 120 Milligramm reines Magnesium.

Das Magnesium-Vollbad mit Magnesium Flakes

Für Magnesium-Vollbäder haben sich die Flakes bewährt, wenngleich natürlich grundsätzlich auch *Magnesium Oil* dafür

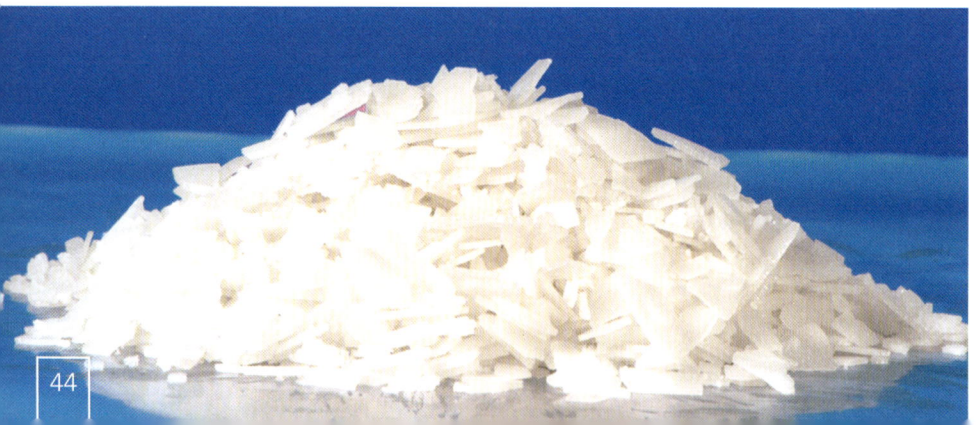

verwendet werden kann. Die Magnesiumaufnahme aus dem Vollbad wird beeinflusst durch die Magnesiumkonzentration, die vom Wasser bedeckte Körperoberfläche sowie die Temperatur und die Badedauer. Dabei steigt die Magnesiumaufnahme überproportional mit der Konzentration. Die Temperatur des Wassers sollte ungefähr 37 Grad Celsius betragen, die Badezeit sollte 20 Minuten nicht unterschreiten. Für ein Vollbad in einer normal großen Badewanne werden circa 500 bis 1000 Gramm *Magnesium Flakes* benötigt. Um einen Magnesiummangel zu beheben, sind zwei Vollbäder pro Woche (über mehrere Wochen) zu empfehlen.

Das Magnesium-Fußbad mit Magnesium Flakes

Das Fußbad ist eine praktische und günstige Alternative zum Vollbad. Da die bedeckte Körperfläche bei einem Fußbad wesentlich geringer ist und deshalb weniger Resorptionsfläche zur Verfügung steht als bei einem Vollbad, sollte die Magnesiumkonzentration eines Fußbades höher, nämlich zwischen 2 und 5 Prozent gewählt werden. Die Füße sollten in jedem Fall bis über die Knöchel von Wasser bedeckt sein. Auch hier empfehle ich eine Temperatur von etwa 37 Grad Celsius. Die Einwirkzeit sollte nicht unter 20 Minuten betragen. Studien haben gezeigt, dass mit einem täglichen Fußbad ein Magnesiummangel effektiv und schnell behoben werden kann.

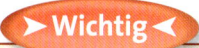

Unterschreiten Sie die angegebenen Konzentrationen nicht. Eine bestimmte Anreicherung von Magnesium im Badewasser ist nämlich notwendig, damit Magnesium überhaupt über die Haut aufgenommen werden kann. Wenn Sie für Ihr Fußbad also nur einen Esslöffel oder für Ihr Vollbad nur eine Handvoll *Magnesium Flakes* verwenden, können Sie gleich ganz darauf verzichten, denn damit werden Sie keinen nennenswerten Effekt erzielen.

Herstellung empfehlenswerter Konzentrationen für ein Fußbad

2-prozentige Lösung	5 l Wasser mit 200 g *Flakes* mischen
3-prozentige Lösung	5 l Wasser mit 300 g *Flakes* mischen
4-prozentige Lösung	5 l Wasser mit 400 g *Flakes* mischen
5-prozentige Lösung	5 l Wasser mit 500 g *Flakes* mischen

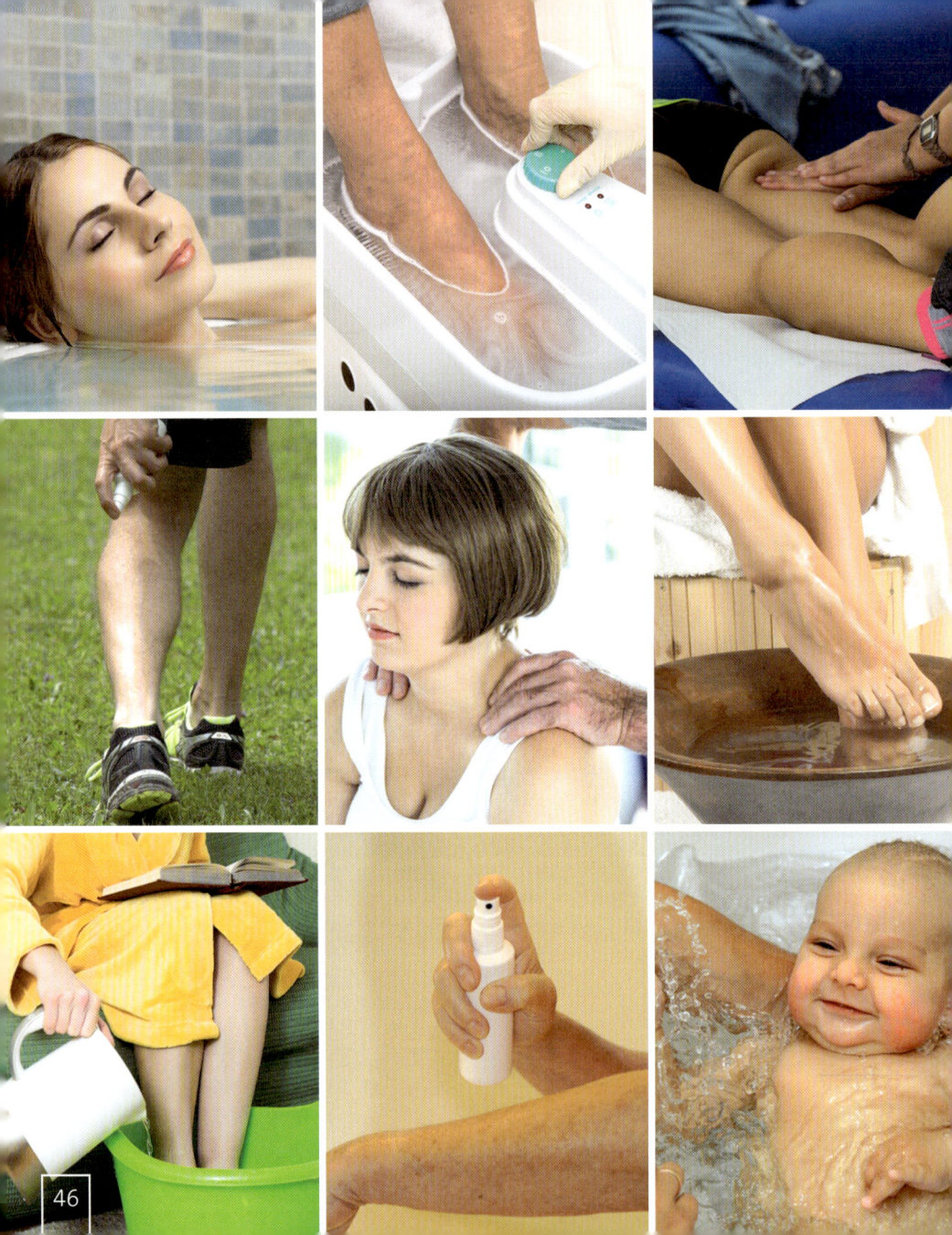

Anwendungs-beispiele

In diesem Kapitel möchte ich Ihnen zeigen, wie vielseitig einsetzbar die äußerliche Anwendung von Magnesium über die Haut ist. Ob Leistungssport, Muskelkrämpfe, Migräne, Schwangerschaft, Schlafstörungen oder Bluthochdruck – Magnesium wirkt über die Haut schnell und zuverlässig. Bei den im Folgenden aufgeführten Beispielen handelt es sich lediglich um eine Auswahl der vielfältigen Anwendungsmöglichkeiten. Wenn also die von Ihnen gesuchte Indikation in diesem Buch nicht ausdrücklich besprochen wird, heißt das nicht, dass Magnesium hier nicht hilfreich wäre. Sie können sich aber an den aufgeführten Beispielen orientieren. (Weitere, umfangreichere Informationen finden Sie in *Das Magnesium-Buch,* das ich 2014 im Verlag VAK veröffentlicht habe.)

Mit der äußerlichen Magnesiumanwendung wird auf einfache Art und Weise eine Behandlungslücke geschlossen, die mit den herkömmlichen Magnesiumprodukten nicht zu schließen ist. Mir ist keine andere Darreichungsform bekannt, bei der mit einem einfachen Mineralstoff eine vergleichbar effektive und punktgenaue Wirkung erzielt werden kann. Auftragen – einmassieren – und es wirkt – genial einfach! Da wird dann auch die Frage nach der wissenschaftlichen Erklärung des genauen „Transportwegs" von Magnesium durch die Haut fast zur Nebensache, denn wie heißt es so schön: Hauptsache, es hilft!

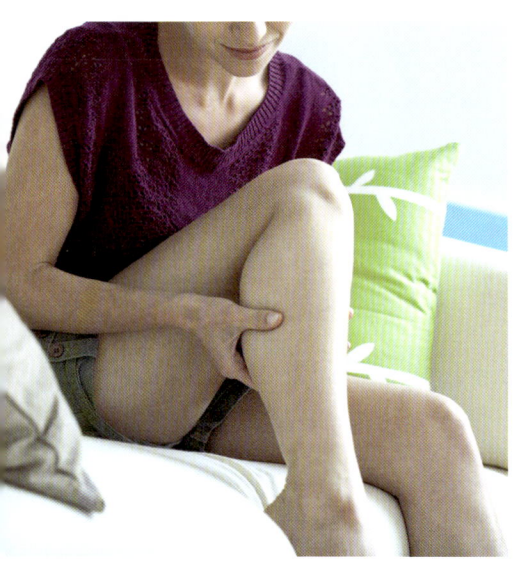

Muskelkrämpfe

Wadenkrämpfe oder Fußkrämpfe – wer kennt sie nicht? Ein schmerzhafter, plötzlich einsetzender Muskelkrampf kommt ohne Vorwarnung und reißt uns manchmal nachts aus dem Schlaf. Als Sofortmaßnahme *dehnt* man die entsprechende Muskelpartie. Dadurch löst sich der Krampf allmählich und die Schmerzen lassen nach. Doch häufig verkrampft sich die Muskulatur aufs Neue. Und hier kommt *Magnesium Oil* ins Spiel.

Mein Rat an Sie

Sorgen Sie dafür, dass Sie Ihrem Körper täglich so viel Magnesium wie möglich zuführen, denn Muskelkrämpfe sind ein deutlicher Hinweis auf chronischen Magnesiummangel. Wenn Sie trotz Einnahme von Magnesium als Nahrungsergänzung Muskelkrämpfe bekommen, ist dies ein Beleg dafür, dass Sie Magnesium *über den Darm* nicht in ausreichendem Maße aufnehmen können. In diesem Fall empfehle ich, auch die tägliche Zufuhr von Magnesium über die Haut vorzunehmen: Dazu zwei Mal täglich morgens und abends Arme und Schulterpartien oder Unterschenkel mit *Magnesium Oil* einreiben und hin und wieder ein Magnesium-Vollbad oder -Fußbad machen.

So behandeln Sie einen Muskelkrampf:

▶ Tragen Sie reichlich *Magnesium Oil* direkt auf die verkrampfte Muskulatur auf.
▶ Massieren Sie die Lösung gut ein.
▶ *Dehnen* Sie dabei immer wieder die verkrampften Muskelpartien.
▶ Der Muskelschmerz sollte vollständig verschwinden. Wenn nicht, wiederholen Sie die Anwendung nochmals.

Anwendungsbeispiele

Fallbeispiel:
Keine nächtlichen Muskelkrämpfe mehr

Eine 51-jährige Frau leidet an nächtlichen Wadenkrämpfen, obwohl sie seit Jahren Magnesium als Nahrungsergänzung einnimmt. Unmittelbare Behandlung der Wadenkrämpfe durch Einmassieren von *Magnesium Oil* an den betroffenen Muskelpartien bringt sofortige Beschwerdefreiheit und keine Wiederholung der Verkrampfung in der gleichen Nacht. Daraufhin geht die Patientin dazu über, jeden Abend vor dem Zubettgehen die betreffenden Muskeln mit *Magnesium Oil* einzureiben – mit dem Ergebnis, dass seit dieser Zeit keine nächtlichen Muskelkrämpfe mehr aufgetreten sind.

Tipp: Ein Fläschchen mit *Magnesium Oil* griffbereit auf dem Nachttisch deponieren.

> **Wichtig**
> Bei Neigung zu Muskelkrämpfen bereits vor dem Schlafengehen die betreffenden Muskelpartien mit *Magnesium Oil* einreiben – damit verringern Sie die Krampfneigung.

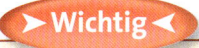

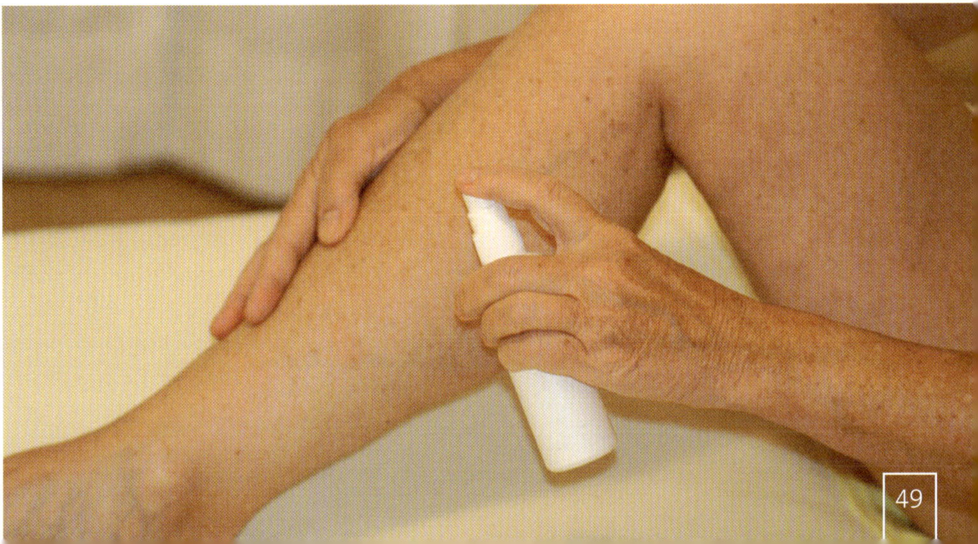

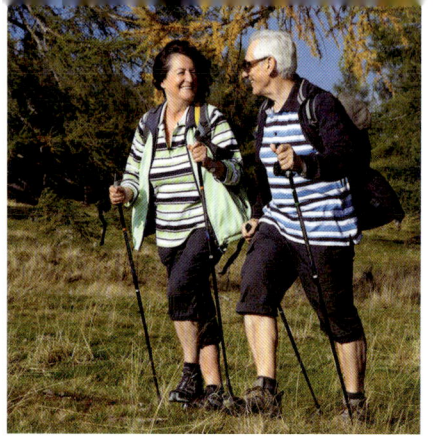

Freizeitsport und Leistungssport

Leistungssportler wissen es längst: Wer *besondere* sportliche Leistungen vollbringen will, braucht zusätzlich Magnesium. Das trifft natürlich auf alle Sportler zu, also auch auf Freizeitsportler, in besonderem Maße jedoch auf diejenigen Sportarten, bei denen Ausdauer gefragt ist. Ob Läufer oder Skifahrer, Leichtathleten oder Ruderer, Handball-, Fußball- oder Volleyballspieler, alle können nur dann das „Letzte" aus sich herausholen, wenn der Körper über genügend Magnesium verfügt. Ausreichend Magnesium optimiert die Energieverwertung, verhindert Muskelkrämpfe, baut Milchsäure ab, schützt vor Verletzungen, erhöht die Ausdauer und verkürzt gleichzeitig die Regenerationszeit.

Mein Rat an Sie
Kombinieren Sie die orale Magnesiumzufuhr mit der äußerlichen Anwendung. Damit erhöhen Sie Ihre Aufnahmemöglichkeit deutlich. Gerade für Leistungssportler ist die äußerliche Anwendungsform ein Segen. Dosierung nach den eigenen Bedürfnissen, keine Irritationen des Magen-Darm-Trakts und direkte lokale Behandlung muskulärer Probleme sind für jeden Sportler überzeugende Argumente.

So wird's gemacht
Für die regelmäßige Magnesiumzufuhr:

- ▶ Hoch dosierte tägliche Zufuhr von Magnesium: bis 1000 mg pro Tag.
- ▶ Orale und äußerliche Form kombinieren, um die Verträglichkeit zu verbessern.
- ▶ Einnahme von 200 und bis 400 mg Magnesium als Nahrungsergänzung, je nach Verträglichkeit
- ▶ Die Differenz zu 1000 mg täglich über die Haut zuführen. 1 ml *Magnesium Oil* enthält circa 100 mg reines Magnesium.
- ▶ Auf die Zufuhr weiterer Mineralstoffe, Spurenelemente und Vitamine achten.
- ▶ Ausdauersportler sollten auch *während* der sportlichen Aktivität Elektrolyte mit dem Getränk zuführen.

Anwendungsbeispiele

Bei Muskelkrämpfen während sportlicher Aktivität:

➤ Sofort reichlich *Magnesium Oil* direkt auf die verkrampfte Muskulatur auftragen. Gut einmassieren.

➤ *Dabei* die verkrampften Muskelpartien immer wieder *dehnen*.

➤ Bei Bedarf diese Anwendung wiederholen.

Nach der sportlichen Aktivität:

– Strapazierte Muskulatur mit *Magnesium Oil* oder *Magnesium Gel* massieren (mindestens 10 bis 15 Minuten auf der Haut belassen).

– Dadurch schnelle Regeneration und Auffüllen der Magnesiumspeicher in der Muskulatur.

– Entspannungsbad mit Magnesium (mindestens 2 kg Magnesium Flakes auf 50 bis 70 Liter Wasser). Besonders empfehlenswert bei überanstrengter, übersäuerter und schmerzhafter Muskulatur. Badetemperatur 37 Grad C, Badezeit circa 20 Minuten.

– Alternativ ein Magnesium-Fußbad nehmen. Die Konzentration sollte hierbei mindestens 5 Prozent betragen. Das bedeutet: etwa 500 g *Magnesium Flakes* auf 5 Liter Wasser.

Ernährungstipps für Leistungssportler

- Kohlenhydratreiche Kost an den Tagen vor dem Wettkampf, um die Glykogenspeicher aufzufüllen
- Leicht verdauliche Kost am Wettkampftag, um sowohl die optimale Leistungsbereitschaft als auch das Wohlbefinden sicherzustellen

Magnesium Oil oder *Magnesium Gel* immer griffbereit in der Sporttasche mitführen.

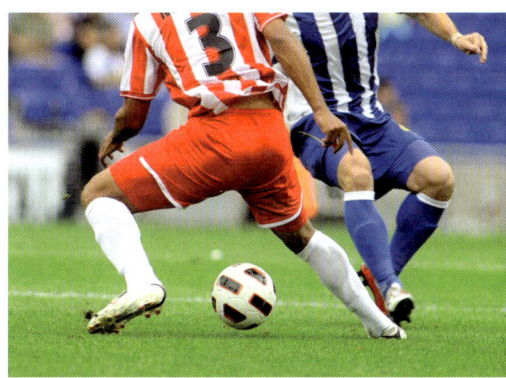

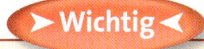

Magnesium nie *vor* der sportlichen Aktivität oder dem Wettkampf, sondern immer *danach* verwenden.

Fallbeispiele:
Deutliche Reduktion der Muskelkrämpfe

Ein 21-jähriger Profi-Volleyballspieler hatte trotz oraler Magnesiumeinnahme immer wieder mit Muskelkrämpfen zu kämpfen. Daraufhin nach jeder Trainingseinheit und jedem Spiel Massage der verhärteten Muskulatur mit *Magnesium Gel* (durch den betreuenden Physiotherapeuten). Bis auf wenige Ausnahmen keine Beschwerden mehr mit Muskelkrämpfen.

Kein Muskelkater mehr

Eine 74-jährige sportliche Seniorin, die gerne in den Bergen wanderte, wurde anschließend immer von heftigem Muskelkater geplagt, sodass sie sich kaum mehr bewegen konnte. Da sie nun nach jeder Bergwanderung ein Magnesiumbad nimmt, spürt sie keinen Muskelkater mehr.

Schnelle Regeneration nach dem Sport

Ein 37-jähriger Radsportler klagte nach längeren Touren über massive Krämpfe in den Beinen sowie über Verspannungen im Nacken- und Schulterbereich. Das Massieren der verkrampften Beinmuskulatur mit *Magnesium Oil* entspannte die Muskeln sofort. Ebenso brachte die Massage der Schulter- und Nackenpartie mit *Magnesium Gel* unmittelbare Entkrampfung.

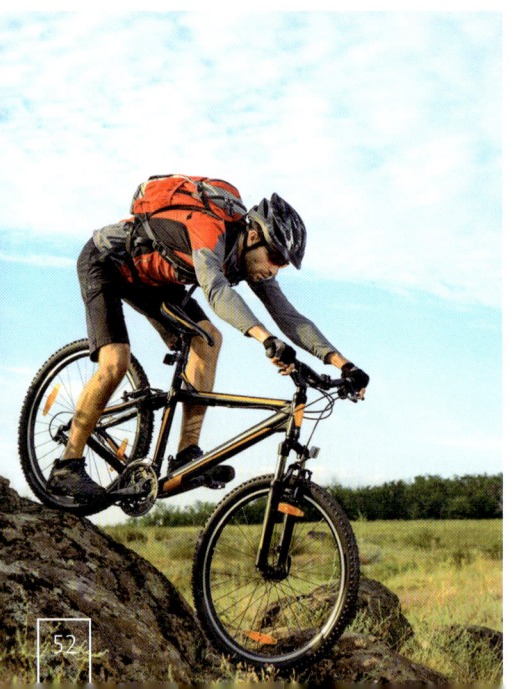

Anwendungsbeispiele

Schwangerschaft und Stillzeit

In der Schwangerschaft steigt der Magnesiumbedarf erheblich an. Die Ursache liegt einerseits im erhöhten Verbrauch durch das Wachstum des Kindes, andererseits in der vermehrten Ausscheidung über die Nieren durch die hormonellen Veränderungen in der Schwangerschaft. Übelkeit, Erbrechen, nächtliche Wadenkrämpfe, Schwangerschaftsdiabetes, Bluthochdruck mit verminderter Durchblutung der Gebärmutter oder vorzeitige Wehen können die Folgen sein. All diesem kann die Schwangere mit einer ausreichenden Magnesiumversorgung entgegenwirken. Deshalb ist jede betroffene Frau gut beraten, sich zusätzlich mit Magnesium zu versorgen.

Magnesium entspannt die verkrampfte Muskulatur des Rückens genauso wie die der Blutgefäße und wirkt so dem Bluthochdruck entgegen. Es erhöht die Wirkung des Insulins und verhindert dadurch Schwangerschaftsdiabetes. Auf die Gebärmutter hat Magnesium eine zweifache Wirkung: Einerseits fördert es das Wachstum des Kindes, andererseits verhindert es durch seine entspannende Wirkung Kontraktionen der Gebärmutter und Vorwehen.

Stillende Mütter leiden chronisch unter Minderversorgung mit Vitalstoffen, denn die Natur hat es so eingerichtet, dass in erster Linie der Nachwuchs gut versorgt sein soll. So gehen alle wertvollen Mineralien, Vitamine und Spurenelemente, die die Mutter zu sich nimmt, erst einmal über die Muttermilch zum Säugling. Nur wenn *ausreichend* Vitamine und Mineralstoffe aufgenommen werden, bleibt für die Mutter etwas übrig. Dies trifft in besonderem Maße auf Magnesium zu.

Mein Rat an Sie

Besonders in Schwangerschaft und Stillzeit hat sich die Magnesiumanwendung über die Haut bewährt. Es muss nichts eingenommen werden und der Magen-Darm-Trakt wird dadurch entlastet. Der große Vorteil: Die Wirkung tritt zum Beispiel bei Muskelkrämpfen in den Beinen oder bei Verhärtung des Bauches unmittelbar und sofort ein.

So wird's gemacht

Für die tägliche Magnesiumzufuhr:
➤ *Magnesium Oil* auf Armen und Schultern verteilen
➤ Sanft mit kreisenden Bewegungen einmassieren
➤ Es kann auch auf Bauch und Beinen eingerieben werden.

Bei Verhärtung des Bauches:
➤ *Magnesium Oil* oder *Magnesium Gel* auf den Bauch auftragen
➤ Sanft mit beiden Händen einmassieren
➤ Mindestens 20 Minuten einziehen lassen
➤ Überschüssiges Magnesium kann anschließend mit einem feuchten Tuch abgewaschen werden; dies ist aber keine Bedingung für gute Wirkung.

Bei Verspannungen im Nacken- und Schulterbereich:
Wegen der veränderten Haltung und „Statik" in der Schwangerschaft leidet der Rücken in besonderem Maße. Verspannungen im Nacken-, Schulter- und Lendenwirbelbereich sind die Folge. Eine Magnesiummassage entspannt die verhärtete Muskulatur und bringt Ihnen rasche Linderung.

➤ Reichlich *Magnesium Gel* auf die entsprechende Stelle auftragen
➤ Mit streichenden Bewegungen gut einmassieren
➤ Das *Magnesium Gel* mindestens 15 Minuten auf der Haut belassen
➤ Überschüssiges Gel anschließend mit einem feuchten Tuch abwischen
➤ Wenn das Gel vollständig eingezogen ist, ist dies nicht erforderlich.

Bei Unruhezuständen und Schlafstörungen:
Ein *Magnesium-Vollbad* ist Wellness für Ihre Seele. Es bringt Sie zur Ruhe und gibt Ihnen gleichzeitig Kraft und Energie zurück. Ein wohliges Gefühl der Entspanntheit durchströmt den gesamten Körper und lässt Sie wieder zu sich selbst finden.
➤ 500 bis 1000 g *Magnesium Flakes* in die Badewanne geben
➤ Nur so viel Wasser einlaufen lassen, dass der Körper gerade bedeckt ist
➤ Wassertemperatur circa 37 Grad C, Badezeit etwa 15 bis 20 Minuten

Wenn ein Vollbad zu aufwendig ist, kann man mit einem *Magnesium-Fußbad* einen ähnlichen Effekt erleben. Gerade in Schwangerschaft und Stillzeit sind die Beine und Füße durch die veränderte Statik und das erhöhte Gewicht besonderen

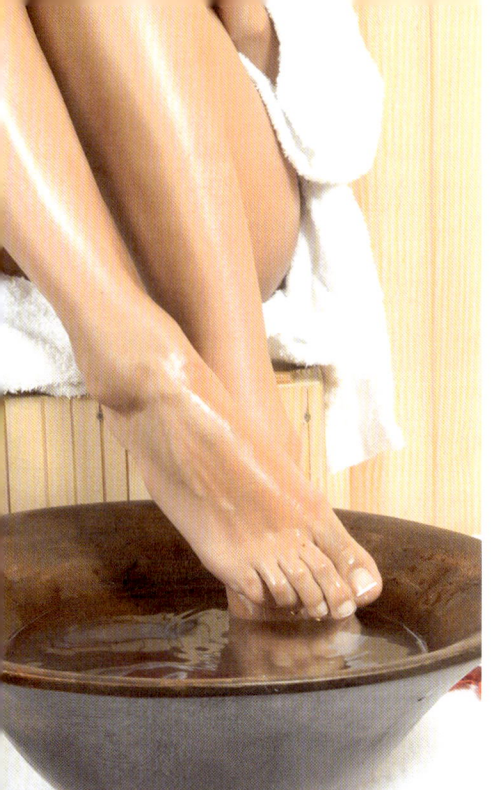

Anwendungsbeispiele

Fallbeispiel: Verhärtungen des Bauches sowie nächtliche Wadenkrämpfe erfolgreich behandelt

Eine 34-jährige Frau war im 7. Monat schwanger. Mehrmals am Tag verhärtete sich ihr Bauch. Fast jede Nacht war sie von Fußkrämpfen geplagt. Magnesium als Nahrungsergänzung lehnte die Patientin ab, weil es ihr Unwohlsein verursachte. Deshalb wurde die äußerliche Anwendung von Magnesium empfohlen. Bei jeder Verhärtung des Bauches massierte die Patientin sofort *Magnesium Oil* ein, worauf sich die Verkrampfung löste. Unabhängig davon rieb sie morgens und abends den Bauch sowie die Füße und Waden mit *Magnesium Oil* ein. Nach 2 Wochen stellte sich komplette Beschwerdefreiheit ein.

Strapazen ausgesetzt. Ein Magnesium-Fußbad ist nicht nur Balsam für Ihre Füße, sondern Erholung für den gesamten Körper.

- 150 bis 250 g *Magnesium Flakes* in 5 Liter Wasser auflösen
- Die Füße bis über die Knöchel mit Wasser bedecken
- Wassertemperatur circa 37 Grad C, Badedauer 20–30 Minuten

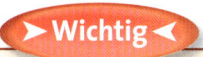

Kein Magnesium anwenden, wenn zum Geburtstermin die Wehen einsetzen!

Menstruationsbeschwerden

Viele Frauen leiden während der Menstruation an Unterleibsschmerzen und nehmen dies als schicksalhaft hin. Dabei wäre es so einfach, diese Beschwerden zu mildern oder erst gar nicht auftreten zu lassen. Was passiert denn während der Regelblutung? Die Gebärmuttermuskeln ziehen sich zusammen, um die alte Schleimhaut abzustoßen. Dieser Prozess kann mit mehr oder weniger stark ziehenden und auch krampfartigen Schmerzen im unteren Bauch- und Rückenbereich verbunden sein – wenn nicht ausreichend Magnesium vorhanden ist. Denn die Gebärmutter besteht aus glatter Muskulatur und wie jeder andere Muskel benötigt sie Magnesium für ihre Funktion. Eine gute Versorgung mit Magnesium hilft, die verkrampfte Muskulatur wieder zu entspannen und die Beschwerden zu lindern.

Mein Rat an Sie
Reiben Sie die schmerzhaften Stellen mit *Magnesium Oil* oder *Magnesium Gel* ein. Schon nach kurzer Zeit werden Sie eine spürbare Linderung der Beschwerden erfahren.

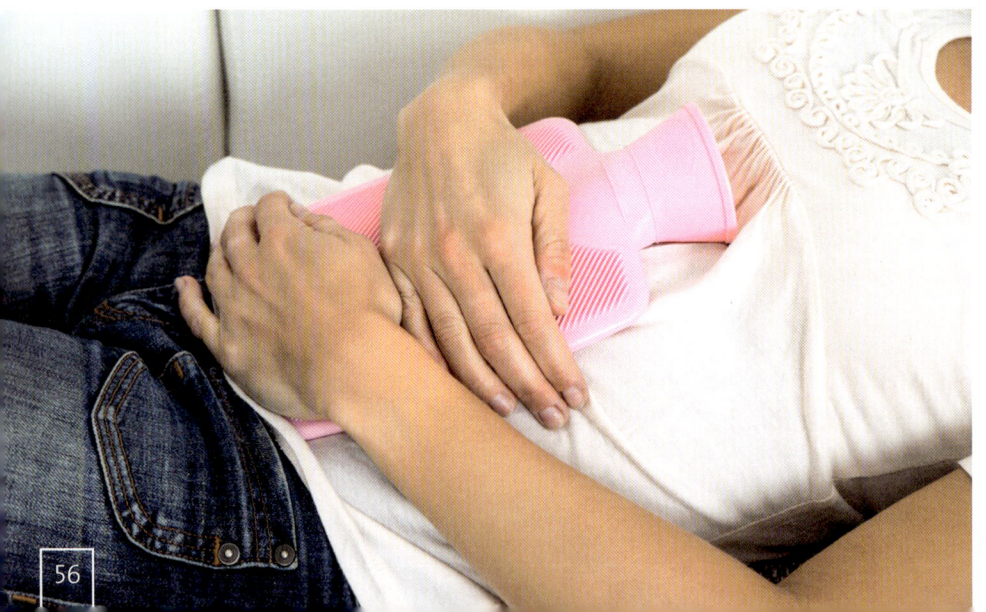

Anwendungsbeispiele

Auch ein ansteigendes Fußbad mit *Magnesium Flakes* hat sich bei Menstruationsbeschwerden bewährt. Es entspannt die Muskulatur, regt die Blutzirkulation an, beseitigt Stauungen und hebt das allgemeine Wohlbefinden.

So wird's gemacht
Lokale Behandlung der Beschwerden:
- *Magnesium Oil* oder *Gel* auf den Unterbauch auftragen
- Wenn die Kreuz- oder Steißbeinregion ebenfalls betroffen ist, auch hier einreiben
- Mit kreisenden Bewegungen leicht einmassieren
- *Magnesium Oil* oder *Gel* sollten mindestens 20 Minuten auf der Haut verbleiben. Nach Möglichkeit auf der Haut belassen.

Ansteigendes Fußbad mit Magnesium
Beim ansteigenden Fußbad handelt es sich um eine naturheilkundliche Anwendung, die etwas in Vergessenheit geraten ist. Dabei gibt es kaum etwas, was so rasch wohltuend auf den ganzen Körper wirkt, das allgemeine Lebensgefühl hebt und bei etlichen Beschwerden schnelle Linderung verschafft. Magnesium im Fußbad verstärkt diesen positiven Effekt. So wirkt das ansteigende Fußbad:

Die Blutgefäße erweitern sich. Die Blutzirkulation wird angeregt, Stauungen werden beseitigt. Die Schleimhäute im Nasen-Rachen-Raum und die Unterleibsorgane werden wegen der Reflexzonen an den Füßen und ihrer Verbindung zu den genannten Körperregionen reflektorisch verstärkt durchblutet. Das Fußbad …

- vermittelt eine wohlige Wärme
- entspannt die Muskulatur
- beseitigt kalte Füße
- stärkt das Immunsystem
- steigert das Wohlbefinden
- hebt das allgemeine Lebensgefühl
- ist eine Wohltat für überanstrengte Füße
- beugt Erkältungen und Harnwegsinfekten vor
- mildert Menstruationsbeschwerden
- lindert Einschlaf- und Durchschlafschwierigkeiten

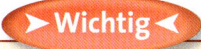

Das ansteigende Fußbad *nicht* bei Krampfadern und Herz-Kreislauf-Erkrankungen anwenden!

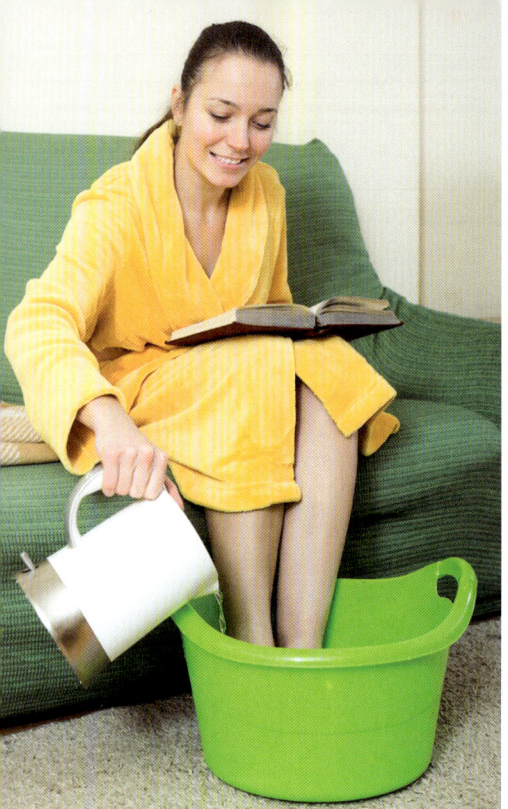

ser nachgießen, bis 39 bis 42 Grad erreicht sind; immer mit Thermometer nachmessen
➤ Nach 15 bis maximal 20 Minuten das Fußbad beenden, die Füße abtrocknen
➤ Sich hinlegen und 30 Minuten zugedeckt ruhen

Fallbeispiel: Keine Menstruationsbeschwerden mehr

Eine 32-jährige Frau hatte an den ersten beiden Tagen jedes Zyklus immer massive Menstruationsbeschwerden in Form von ziehenden und krampfartigen Schmerzen im Unterbauch und in der Steißbeinregion. Eine Einreibung mit *Magnesium Oil* an den betroffenen Stellen brachte unmittelbare Erleichterung. Im weiteren Verlauf rieb sie täglich *Magnesium Oil* an Armen und Schultern ein und nahm etwa einmal pro Woche ein Magnesium-Vollbad. Die Patientin ist heute beschwerdefrei.

So wird's gemacht

➤ Fußwanne mit circa 4 Liter 35 Grad warmem Wasser füllen
➤ 150 bis 250 g *Magnesium Flakes* im Wasser auflösen
➤ Heißes Wasser im Wasserkocher oder in einer Thermoskanne bereithalten, Handtuch bereitlegen
➤ Beide Füße in das Fußbad stellen; alle 2 bis 3 Minuten ein wenig heißes Was-

Tipp
Versorgen Sie auch in der beschwerdefreien Zeit Ihren Körper mit ausreichend Magnesium, damit es erst gar nicht zu Beschwerden kommt.

Anwendungsbeispiele

Prämenstruelles Syndrom (PMS)

Jede dritte Frau in Deutschland ist vom prämenstruellen Syndrom betroffen. Es tritt einige Tage vor der Menstruation auf und geht einher mit Spannungen in der Brust, Bauchschmerzen, Gewichtszunahme, Wassereinlagerungen, Kreislaufproblemen, Kopfschmerzen, Reizbarkeit und Stimmungsschwankungen. Ursache sind Hormonverschiebungen vor der Regelblutung, durch die vermehrt Magnesium und Vitamin B_6 verbraucht werden. Die B-Vitamine gelten als die „Nervenvitamine" und Magnesium als das Mineral für ruhige Nerven. Beide werden auch für die Produktion des „Glückshormons" Serotonin benötigt. Je weniger Serotonin im Gehirn verfügbar ist, desto stärker ausgeprägt sind Aggression und Depression. Magnesium- und Vitamin-B_6-Gaben können die Symptome lindern.

Mein Rat an Sie

Nehmen Sie abends ein Magnesium-Vollbad und führen Sie sich auf diese Weise fehlendes Magnesium zu. Das entspannt nicht nur traumhaft und hebt die Stimmung, sondern lässt Sie auch noch gut schlafen. Wer keine Badewanne hat, dem rate ich zu einem Magnesium-Fußbad. Bei Spannungen in der Brust kann vorsichtiges Einreiben mit *Magnesium Oil* oder *Gel* Linderung verschaffen.

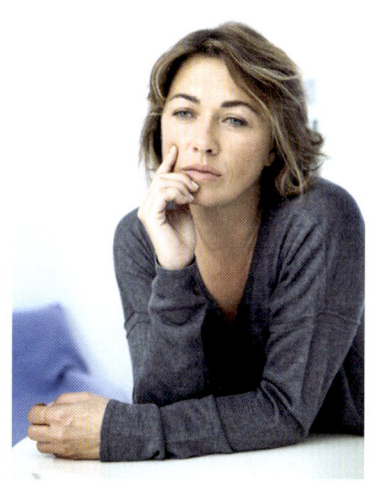

So wird's gemacht

Magnesium-Vollbad:
- 500 bis 750 g *Magnesium Flakes* in die Badewanne geben
- Nur so viel Wasser einlaufen lassen, dass der Körper gerade bedeckt ist
- Badetemperatur 37 Grad C, Badedauer circa 20 Minuten
- Anschließend nicht abduschen, sondern nur leicht abtupfen

Magnesium-Fußbad:
- 150 bis 250 g *Magnesium Flakes* in 5 Liter Wasser auflösen
- Die Füße bis über die Knöchel mit Wasser bedecken
- Wassertemperatur circa 37 Grad C, Badedauer 20–30 Minuten

Tipp Zusätzlich morgens und abends *Magnesium Oil* auf Armen und Schultern einreiben, um so mit der Zeit den Magnesiumstatus zu verbessern.

Lokale Einreibung der Brust:
- Morgens und abends die Brust mit *Magnesium Oil* sanft einreiben
- Die Brustwarzen dabei aussparen
- Bei empfindlicher Haut eine Lösung mit niedrigerer Konzentration verwenden
- Circa 15 Minuten einwirken lassen und dann abwaschen

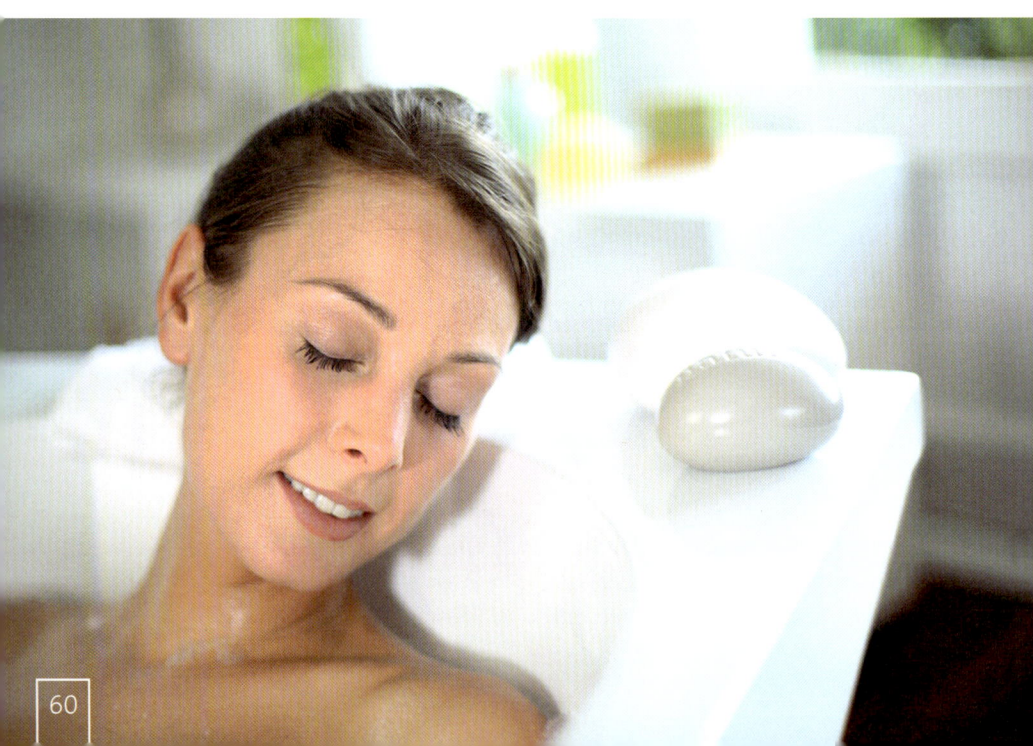

Kopfschmerz und Migräne

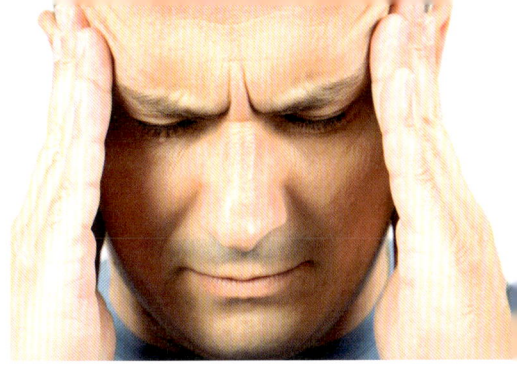

Kopfschmerzen und als spezielle Form Migräne gehören zu den häufigsten Beschwerden, über die Menschen klagen. Die Ursachen sind vielfältig. Neben genetischen Faktoren zählen Faktoren wie Stress, Schlafmangel, grelles Licht, hormonelle Störungen oder Verspannungen im Schulter-Nacken-Bereich, aber auch bestimmte Wetterlagen wie Föhn oder ein Wetterwechsel zu den Auslösern. Bei Frauen können Kopfschmerz und Migräne mit ihrer Periode in Zusammenhang stehen. Bestimmte Lebensmittel werden ebenfalls verdächtigt, Migräne hervorzurufen. Heute weiß man, dass auch chronischer Magnesiummangel entscheidend an der Entstehung von Migräne beteiligt ist.

Bei Migräne ist das Gleichgewicht des Gehirnstoffwechsels, an dem Magnesium mitwirkt ist, gestört. Vor allem Botenstoffe wie Serotonin und Noradrenalin sind fehlgesteuert. Diese beeinflussen unter anderem die Schmerzempfindlichkeit der kleinen Blutgefäße des Gehirns, die bei Migräne entzündlich verändert sind.

Magnesium ...

- ➤ entspannt die Kopf- und Nackenmuskulatur, die Kopfschmerz und Migräne auslösen können.
- ➤ gilt als natürlicher Schutz gegen Stress, der als Hauptauslöser für Kopfschmerz und Migräne angesehen wird.
- ➤ hat eine positive und entspannende Wirkung auf das Nervensystem.
- ➤ verhindert Gefäßspasmen, die eine Migräneattacke einleiten.
- ➤ schützt vor Blutverklumpungen und Verdickung des Blutes, die zu Migräne auslösenden Gefäßspasmen führen können.

Mein Rat an Sie

Lassen Sie es erst gar nicht so weit kommen und beugen Sie vor. Führen Sie Ihrem Körper täglich hoch dosiert Magnesium zu (600 bis 900 mg). Vermeiden Sie Lebensmittel, die im Verdacht stehen, Migräne auszulösen, und achten Sie auf eine geregelte Lebensweise.

So wird's gemacht

Für die tägliche Magnesiumzufuhr:

- Hoch dosierte Dauerzufuhr von Magnesium – bis 900 mg pro Tag; dazu die orale und die äußerliche Anwendungsform kombinieren
- 200 bis 400 mg Magnesiumcitrat, je nach Verträglichkeit über den Tag verteilt in Wasser aufgelöst trinken
- Die restliche Menge Magnesium über die Haut zuführen (1 ml *Magnesium Oil* enthält circa 100 mg reines Magnesium.)
- Arme und Schultern morgens und abends mit *Magnesium Oil* einreiben; dieses nach Möglichkeit auf der Haut belassen. Ansonsten wenigstens 15 Minuten einziehen lassen und dann abwaschen.

Intravenöse Magnesiuminfusionen (kurmäßig):

- Zwei oder drei Mal wöchentlich beim Arzt oder Heilpraktiker eine Magnesium-Infusion durchführen lassen
  - Insgesamt 6 bis 8 Infusionen
    - Vier Mal jährlich wiederholen

Tipp: Suchen Sie sich einen naturheilkundlich ausgerichteten Arzt, der mit Vitamin- und Mineralstoff-Infusionen vertraut ist.

> ► **Achtung** ◄
>
> Vitamin- und Mineralstoff-Infusionen sind keine Kassenleistung und müssen selbst bezahlt werden.

Mein bewährter Magnesium-Cocktail (intravenös)

- Magnesiumsulfat 2 mmol, 5 ml
- Zink 30 mg, 10 ml
- Vitamin B_1
- Vitamin B_6
- Vitamin B_{12}
- In 100 ml NaCl-Lösung geben (physiologische Kochsalzlösung). Vorher ein wenig NaCl abziehen, damit die restlichen Substanzen Platz haben.

Bei Verspannungen im Nacken- und Schulterbereich:

Für die Schultermassage ist *Magnesium Gel* am besten geeignet. Rasch entspannt es die Muskulatur. Die gefäßerweiternde Wirkung von Magnesium fördert die Durchblutung und erzeugt gleichzeitig eine wohltuende Wärme.

- Reichlich *Magnesium Gel* auf die entsprechende Stelle auftragen und verteilen
- Auf Verhärtungen der Muskulatur achten und diese weich massieren

Anwendungsbeispiele

- Das *Magnesium Gel* mindestens 15 Minuten auf der Haut belassen
- Anschließend überschüssiges Gel mit einem feuchten Tuch abwischen (Wenn das Gel vollständig eingezogen ist, ist dies nicht erforderlich.)

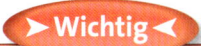

Wichtig

Bauen Sie Entspannungsübungen wie autogenes Training oder progressive Muskelentspannung nach Jacobson in ihren Tagesablauf ein.

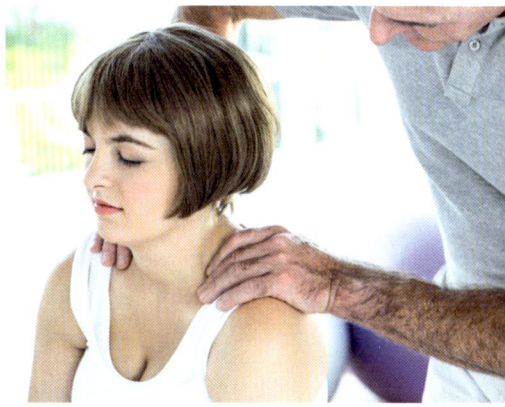

Fallbeispiel: Migräne wesentlich gebessert

Eine 43-jährige Frau litt seit mehr als 10 Jahren an heftigen Migräneattacken, die im Durchschnitt etwa vier Mal im Monat auftraten. Die Attacken waren von den typischen Symptomen wie Übelkeit und Erbrechen, Licht- und Lärmempfindlichkeit und depressiver Verstimmung begleitet und dauerten etwa 2 bis 3 Tage. Sie war arbeitsunfähig und konnte nur in einem abgedunkelten Raum liegen. Als Medikament wurde Sumatriptan verordnet, das anfangs gut wirkte. Im Laufe der Zeit musste sie jedoch immer höhere Dosen einnehmen, um eine Wirkung zu erzielen. Gleichzeitig stellten sich massive Nebenwirkungen wie Herzbeschwerden und Übelkeit ein. Eine orale Magnesiumzufuhr lehnte die Patientin wegen Unverträglichkeit ab.

Daraufhin der Versuch, mit der äußerlichen Magnesiumanwendung die Beschwerden zu lindern. Morgens und abends wurden Arme und Beine mit *Magnesium Oil* eingerieben. Bereits nach 2 Wochen Anwendung fühlte sich die Patientin insgesamt besser. Die Migräneattacken fielen nur noch halb so heftig aus und dauerten deutlich kürzer. In den folgenden Wochen verbesserte sich die Situation weiter. Migräneanfälle traten im Schnitt nur mehr alle 6 Wochen auf, waren deutlich kürzer und weniger ausgeprägt, sodass die Patientin sogar arbeitsfähig war.

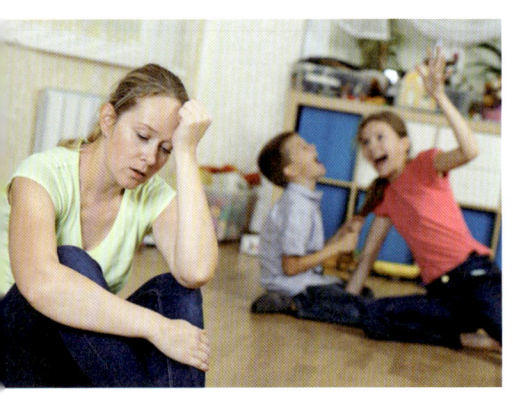

Stress und Burn-out

Fühlen Sie sich gestresst? Dann gehören Sie vermutlich zu den circa 60 Prozent der Menschen in den westlichen Ländern, die chronisch von Stress betroffen sind.

Stress ist im Prinzip eine natürliche Reaktion des Körpers, die ihm bei Gefahr ermöglicht, schnell zu reagieren. Dies war vor allem für unsere frühen Vorfahren überlebensnotwendig. Das, was wir heute unter Stress verstehen, hat jedoch eine andere Qualität. Hier geht es nicht mehr um Flucht vor wilden Tieren, sondern um permanente Zeitnot, Sorgen, Überforderung, ständige Erreichbarkeit oder Unvereinbarkeit von Beruf und Familie. Die Folge ist ein dauerhafter Alarmzustand, aus dem der Körper nur mehr schwer in den Normalmodus zurückfindet.

Unter Stress schüttet der Körper Hormone aus, die den Puls und den Blutdruck ansteigen lassen, die Muskeln anspannen und die Atemfrequenz erhöhen. Der so psychisch „geladene" Mensch findet meist kein Ventil mehr, um den inneren Druck wieder abzubauen, mit ernsthaften Folgen für die Gesundheit.

Burn-out ist die stärkste Ausprägung von Stress. Immer mehr Menschen fühlen sich tief erschöpft und am Ende ihrer Kräfte. Doch es ist nicht in erster Linie die Arbeit, die uns krank macht. Natürlich spielt gerade bei Frauen die Dreifachbelastung mit Kindern, Haushalt und Beruf eine entscheidende Rolle. In erster Linie werden aber unsere überzogenen Erwartungen an ein perfektes Leben dafür verantwortlich gemacht. Ausgebrannt, überfordert, total erschöpft und leer – so fühlen sich Menschen mit Burn-out.

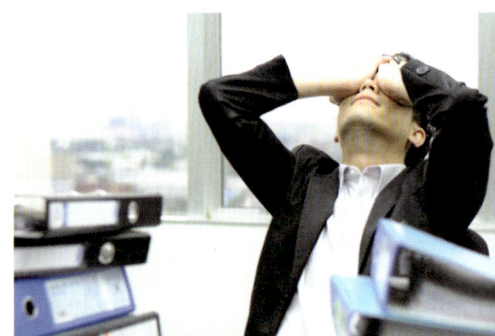

Anwendungsbeispiele

Mein Rat an Sie

Stress ist das Ergebnis der Art und Weise, wie wir Anforderungen wahrnehmen. Es kommt also darauf an, wie Sie mit den an Sie gestellten Aufgaben umgehen und fertig werden. Magnesium hilft Ihnen dabei, die täglichen Herausforderungen besser zu meistern. Wie kein anderer Vitalstoff stärkt es die Stressresistenz und beruhigt Körper und Gemüt. Nicht umsonst wird es als „Mineral der inneren Ruhe" bezeichnet. Auch wenn es nicht ganz einfach erscheint, der Stressspirale zu entkommen, so möchte ich Ihnen doch ein paar einfache Tipps verraten, wie Sie dem Stress aktiv begegnen können:

- Hoch dosierte Magnesiumzufuhr, oral, über die Haut oder intravenös (als Kur) – auch in Kombination
- Regelmäßig Sport treiben
- Regelmäßige Erholungspausen einplanen
- Sein soziales Netz ausbauen und pflegen
- Auf gesunde Ernährung achten
- Entspannungsmethoden praktizieren
  - Autogenes Training
  - Progressive Muskelrelaxation nach Jacobson
  - Yoga
  - Tai Chi

So wird's gemacht

Für die tägliche Magnesiumzufuhr:

- ➤ Hoch dosierte Daueraufnahme von Magnesium – bis 900 mg pro Tag
- ➤ Die orale und die äußerliche Form kombinieren
- ➤ 200 bis 400 mg Magnesiumcitrat, je nach Verträglichkeit über den Tag verteilt in Wasser aufgelöst trinken
- ➤ Die restliche Menge über die Haut aufnehmen (1 ml *Magnesium Oil* enthält 100 mg reines Magnesium.)
- ➤ Arme und Schultern morgens und abends mit *Magnesium Oil* einreiben. Wenn möglich auf der Haut belassen. Ansonsten wenigstens 15 Minuten einziehen lassen und dann abwaschen.

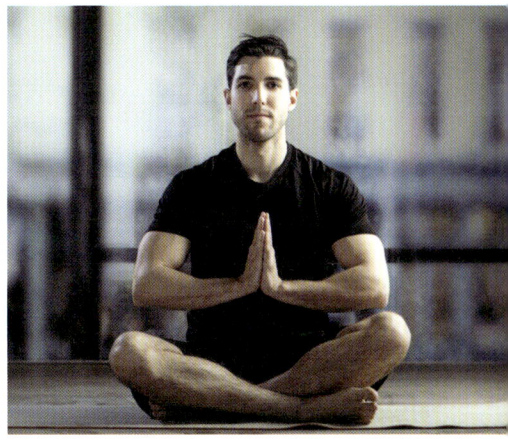

Intravenöse Magnesiuminfusionen (kurmäßig)

➤ Zwei oder drei Mal wöchentlich beim Arzt oder Heilpraktiker eine Magnesium-Infusion durchführen lassen
➤ Eine Kur besteht aus insgesamt 6 bis 10 Infusionen
➤ Diese Kur vier Mal jährlich wiederholen

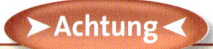

Vitamin- und Mineralstoff-Infusionen sind keine Kassenleistung und müssen selbst bezahlt werden.

Mein bewährter Magnesium-Cocktail (intravenös)

P Magnesiumsulfat 2 mmol, 5 ml
P Zink 30 mg, 10 ml
P Vitamin B_1
P Vitamin B_6
P Vitamin B_{12}
P In 100 ml NaCl-Lösung geben (physiologische Kochsalzlösung). Vorher ein wenig NaCl abziehen, damit die restlichen Substanzen Platz haben.

Magnesium-Vollbad:

Ein Magnesiumbad ist Entspannung pur. Besonders abends nach einem stressigen Tag lässt es Sie wieder zu sich finden und anschließend tief und fest schlafen.

➤ 500 bis 1000 g *Magnesium Flakes* in die Badewanne geben
➤ Nur so viel Wasser einlaufen lassen, dass der Körper gerade bedeckt ist
➤ Badetemperatur 37 Grad C, Badedauer circa 20 Minuten
➤ Nicht abduschen, sondern nur leicht abtupfen
➤ Anschließend sofort zu Bett gehen

Magnesium-Fußbad:

Wenn Sie nicht über eine Badewanne verfügen oder keine Lust auf ein Vollbad haben, dann ist ein Fußbad eine herrliche Alternative dazu. Es hat mich immer wieder erstaunt, wie positiv sich diese einfache Anwendung auf Körper und Psyche auswirkt. Probieren Sie es einfach einmal aus!

➤ 150 bis 250 g *Magnesium Flakes* in 5 Liter Wasser auflösen
➤ Die Füße bis über die Knöchel mit Wasser bedecken
➤ Wassertemperatur circa 37 Grad C, Badedauer 20–30 Minuten

Anwendungsbeispiele

Entspannungsmassage mit Magnesium Gel

Häufig äußert sich Stress durch verspannte Rückenmuskulatur. Im Volksmund spricht man auch vom „Kreuz, das man trägt". Eine entspannende Massage mit *Magnesium Gel* kann hier kleine Wunder vollbringen.

- *Magnesium Gel* in der Nacken- und Schulterregion oder im Lendenbereich verteilen
- Mit sanften, streichenden Bewegungen das Gel in die Haut einarbeiten
- Einwirkzeit von *Magnesium Gel* insgesamt mindestens 15 Minuten
- Anschließend überschüssiges Gel mit einem feuchten Tuch abwischen
- Danach mindestens 30 Minuten ruhen

Fallbeispiele: Burn-out-Syndrom abgewendet, Gelenkbeschwerden gebessert

Eine 53-jährige Patientin hatte ein Burn-out-Syndrom, das sich in Schlafstörungen, totaler Erschöpfung, permanenter Müdigkeit, Kopfschmerzen und Depressionen äußerte. Zusätzlich klagte die Patientin über Muskel- und Gelenkschmerzen, eingeschlafene Hände und Füße und ein Schulter-Nacken-Syndrom. Zu allem Überfluss litt sie an Colitis ulcerosa, einer chronisch entzündlichen Dickdarmerkrankung, die mit heftigen Durchfällen einhergeht und die Aufnahme von Magnesium durch den Darm praktisch unmöglich macht. Das gesamte Beschwerdebild deutete auf

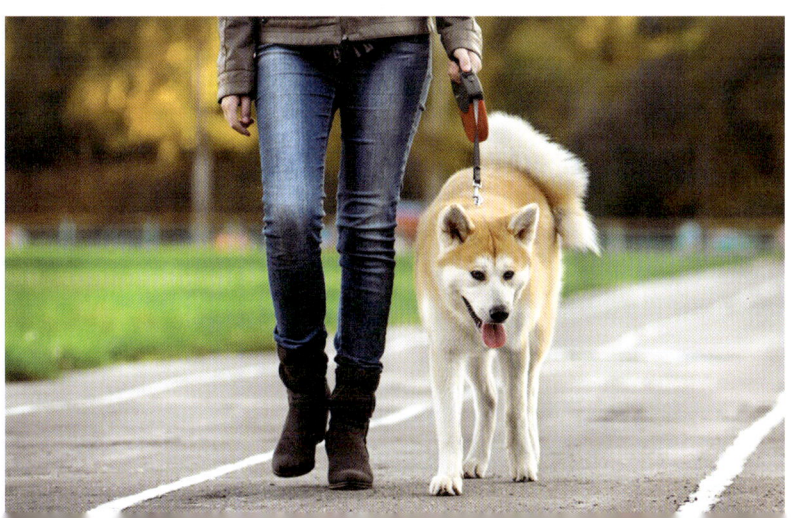

einen klassischen, ausgeprägten Magnesiummangel hin.

Zunächst erhielt die Patientin insgesamt 10 Infusionen intravenös mit Magnesiumsulfat, Vitamin B_1, B_6, B_{12} und Zink in einer physiologischen Kochsalzlösung (zwei Mal pro Woche), um einen möglichst raschen Erfolg zu erzielen.

Bereits nach der zweiten Infusion berichtete die Patientin, dass sie sich spürbar besser fühle; vor allem die bleierne Müdigkeit und die Erschöpfung hätten sich gebessert.

Nun begann die Patientin auch mit der äußerlichen Magnesiumanwendung, indem sie morgens und abends Arme, Schultern, Unterschenkel und die schmerzhaften Gelenke mit *Magnesium Oil* einmassierte. Zusätzlich machte sie zwei Mal pro Woche ein Magnesium-Vollbad mit 1 kg *Magnesium Flakes*. Nach fünfwöchiger Magnesiumbehandlung Verbesserung aller Beschwerden bis hin zu Beschwerdefreiheit. Müdigkeit, Schlafstörungen und Kopfschmerzen waren verschwunden und auch die Gemütslage hatte sich aufgehellt. Muskel- und Gelenkschmerzen haben sich seitdem deutlich gebessert und Füße und Hände sind seit dieser Zeit nicht mehr „eingeschlafen".

Verbesserte Stressresistenz

Eine 48-jährige Frau, berufstätig und Mutter von 3 Kindern, klagte über Gereiztheit, Unruhe und das Gefühl, dass ihr alles über den Kopf wachse. Besonders abends würden die Gedanken kreisen und sie nicht zur Ruhe kommen lassen. Der Patientin wurde geraten, an besonders stressigen Tagen abends vor dem Schlafengehen ein Magnesium-Vollbad zu nehmen sowie täglich morgens und abends *Magnesium Oil* in die Haut einzumassieren. Nach 3 Wochen berichtete sie, dass sie nach dem Magnesiumbad „wie ein Baby" schlafe und morgens erholt aufwache. Das habe sie schon lange nicht mehr erlebt. Und insgesamt sei sie gelassener geworden. Die Aufgaben und Anforderungen an sie seien zwar nicht weniger geworden, aber sie komme jetzt besser damit zurecht.

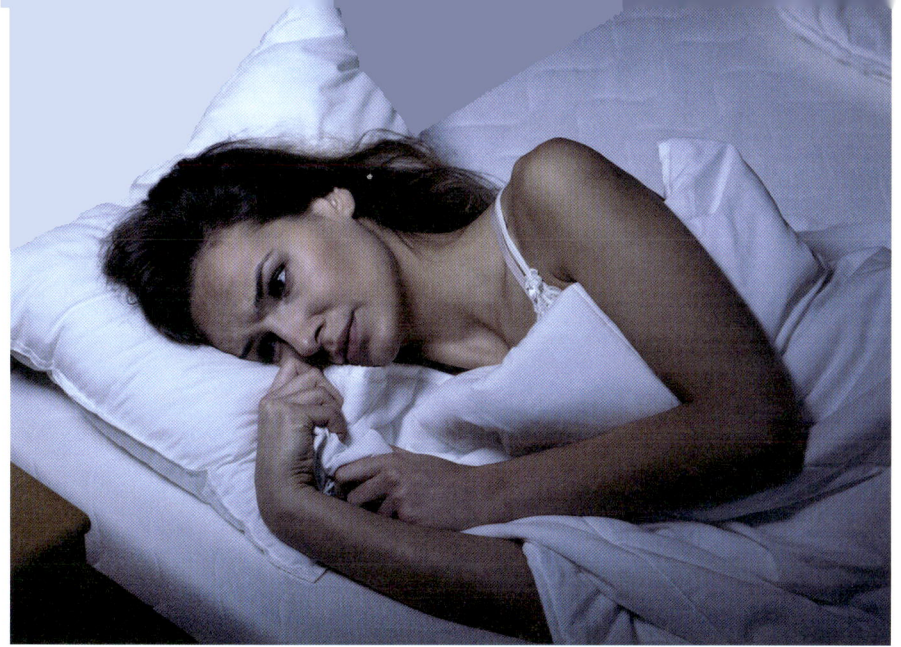

Schlafstörungen

Wie wichtig und erholsam guter Schlaf ist, erfährt man erst, wenn man nicht mehr richtig schlafen kann. Im Schlaf verarbeiten wir das Erlebte des vergangenen Tages und schaffen Ordnung in unserem Gehirn. Im Schlaf laufen die Entgiftungs- und Reparaturprogramme des Körpers ab. Übrigens brauchen wir im Alter nicht *weniger* Schlaf als in jüngeren Jahren. Dass ältere Menschen häufig weniger schlafen, hängt damit zusammen, dass zum Beispiel das Schlafhormon Melatonin nicht mehr in ausreichendem Maße produziert wird.

Menschen jeder Altersgruppe leiden an Schlafstörungen. Überforderung, Existenzängste, Dauerstress, Jetlag, Schichtarbeit oder Lärm sind häufige Ursachen für Schlafstörungen. Man findet nicht zur Ruhe, weil das gesamte System überdreht ist. Auch Magnesiummangel kann Ursache von Schlafstörungen sein. Doch selbst wenn Magnesiummangel gar nicht die Ursache sein sollte, hilft die Zufuhr von Magnesium durch seine entspannende Wirkung auf allen Ebenen. Guter Schlaf ist Voraussetzung für Gesundheit und Leistungsfähigkeit. Wer zu wenig schläft, kämpft mit Konzentrationsproblemen, ist leicht reizbar und anfälliger für Krankheiten.

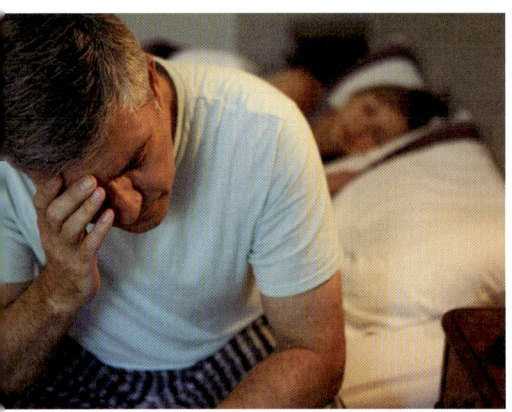

Mein Rat an Sie

- Achten Sie darauf, dass das Schlafzimmer dunkel ist. Dunkelheit ist Voraussetzung dafür, dass der Körper das Schlafhormon Melatonin produziert.
- Die ideale Raumtemperatur zum Schlafen liegt zwischen 16 und 18 Grad C.
- Sie wachen nachts oder morgens mit Rückenschmerzen auf? Dann sollten Sie dringend nach einer neuen, qualitativ hochwertigen Matratze Ausschau halten.
- Entfernen Sie gegebenenfalls technische Geräte, insbesondere den Fernseher und das Mobiltelefon, aus dem Schlafzimmer.
- Essen Sie nicht zu spät. Zwischen der letzten Mahlzeit und dem Zubettgehen sollten wenigstens 3 Stunden liegen.
- Verbessern Sie Ihre Schlafqualität, indem Sie abends Magnesium zuführen.

So wird's gemacht

Für die tägliche Magnesiumzufuhr:

- ➤ Falls Sie Magnesium oral einnehmen, sollten Sie das abends tun.
- ➤ Wenn Magnesium Ihnen Magen-Darm-Beschwerden verursacht, die den Schlaf behindern, steigen Sie lieber auf die äußerliche Anwendung um.
- ➤ Hierzu Arme und Schultern einreiben und das Magnesium auf der Haut belassen oder mindestens 15 Minuten einziehen lassen und dann abwaschen.
- ➤ Eine vorherige heiße Dusche verbessert die Aufnahmefähigkeit der Haut für Magnesium.

Magnesium-Vollbad

Ein Magnesiumbad ist die beste Vorbereitung für entspannten und tiefen Schlaf. Der gesamte Stress des Tages fällt von Ihnen ab und lässt Sie anschließend wohlig schlafen.

- ➤ 500 bis 750 g *Magnesium Flakes* in die Badewanne geben
- ➤ Nur so viel Wasser einlaufen lassen, dass der Körper gerade bedeckt ist
- ➤ Badetemperatur 37 Grad C, Badedauer circa 20 Minuten
- ➤ Nicht abduschen, sondern nur leicht abtupfen

Anwendungsbeispiele

Fallbeispiele: Keine Einschlaf- und Durchschlafprobleme mehr

Ein 68-jähriger Mann reibt sich seit einiger Zeit abends mit *Magnesium Oil* ein, um nächtliche Wadenkrämpfe zu vermeiden. Als schönen Nebeneffekt hat er festgestellt, dass nicht nur seine Wadenkrämpfe verschwunden sind, sondern gleichzeitig seine Einschlaf- und Durchschlafprobleme beseitigt wurden.

Kann wieder gut einschlafen

Eine 57-jährige Frau hatte Einschlafstörungen. Sie griff im Notfall auch einmal zur Schlaftablette, suchte jedoch nach einer Alternative, weil sie Angst vor einer Tablettenabhängigkeit hatte. Seit sie abends vor dem Schlafengehen entweder ein Magnesium-Vollbad oder ein Fußbad macht, sind die Einschlafprobleme verschwunden – ganz ohne Schlaftablette.

Tipp Gehen Sie nach dem Magnesiumbad sofort ins Bett. Auf diese Weise halten Sie die entspannende und beruhigende Wirkung von Magnesium am besten aufrecht.

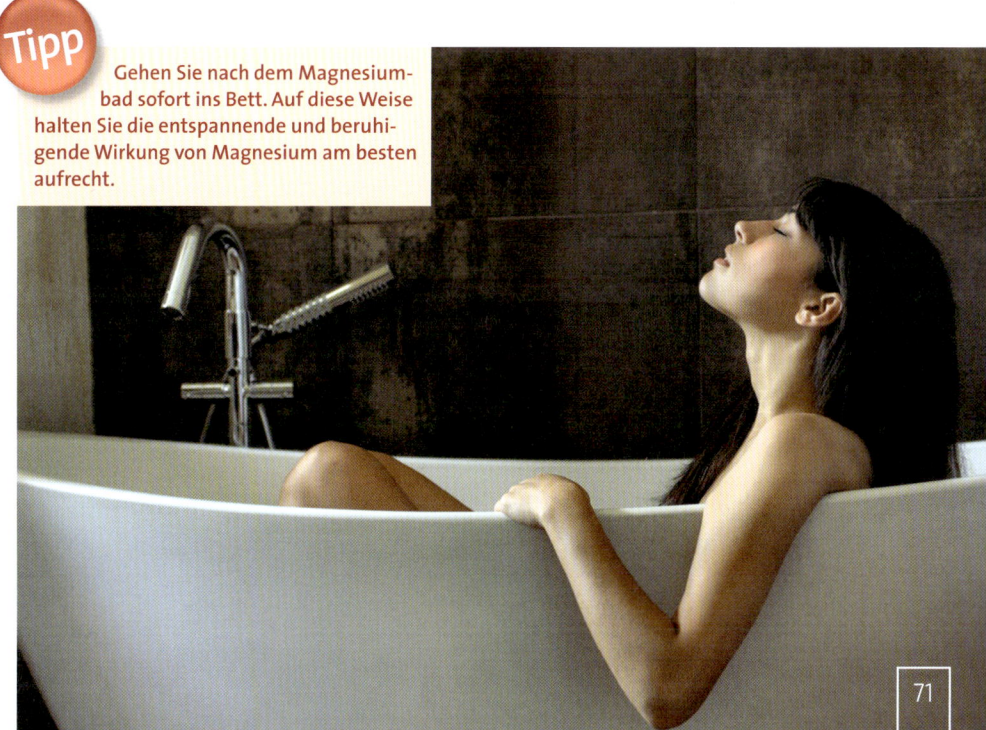

Arteriosklerose und ihre Folgeerkrankungen

Altern – Bluthochdruck – Demenz – Durchblutungsstörungen in den Beinen – Herzinfarkt – Koronare Herzerkrankung – Schlaganfall

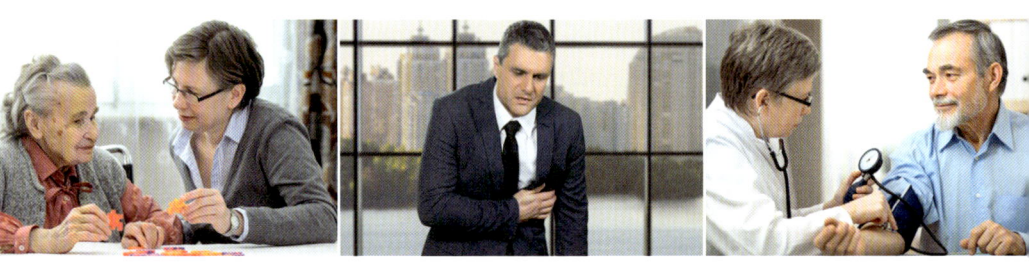

Wir sind so alt wie der Zustand unserer Gefäße. Dieser Satz sagt alles aus über die enorme Bedeutung dieses Systems von Venen und Arterien für unsere Gesundheit. Ein Siebzigjähriger kann dank entsprechender Lebensweise Gefäße wie ein Dreißigjähriger haben – und umgekehrt. Ihr biologisches Alter kann sich also wesentlich von Ihrem tatsächlichen Lebensalter unterscheiden. Altern ist ein Prozess, den Sie maßgeblich selbst beeinflussen können. Denn Arteriosklerose hängt zum großen Teil von unserem Lebensstil ab. Arteriosklerose (Arterienverkalkung) gilt als Basis vieler schwerwiegender Erkrankungen (wie in der Überschrift genannt).

Ob Sie körperlich und geistig leistungsfähig sind, hängt wesentlich von der Versorgung des Körpers mit Sauerstoff und Nährstoffen ab. Ein funktionierendes Gefäßsystem ist Voraussetzung dafür.

So kommt es zur Gefäßverkalkung:
- Es beginnt mit entzündlicher Veränderung der Gefäße.
- Daraufhin kommt es zu Verhärtungen der Gefäßwand.
- Die Gefäße verlieren ihre Elastizität.
- Es kommt zu Gefäßwandschäden wie Rissen und Ablösung der inneren Wandschicht.

Anwendungsbeispiele

- Hier lagern sich Blutgerinnsel, Eiweiße, Fette und Calcium ein.
- Das Gefäß verengt sich dadurch immer mehr.
- Die Durchblutung des betreffenden Gewebes wir massiv gestört.
- Verschließt sich das Gefäß ganz, so stirbt das zu versorgende Areal ab.

Sie können selbst viel dazu beitragen, dass es erst gar nicht so weit kommt. Als Ursachen werden Risikofaktoren wie Rauchen, Übergewicht, Bewegungsmangel, Stress oder Magnesiummangel genannt, die jeder durch sein eigenes Verhalten beeinflussen kann. Sie haben es also selbst in der Hand, den Alterungsprozess aufzuhalten oder zu beschleunigen.

Magnesium spielt bei der Bekämpfung der Arteriosklerose eine zentrale Rolle. Für mich verdient es hier die Bezeichnung „Wundermittel". Es ist nämlich bei ausreichender Zufuhr nicht nur in der Lage, Ablagerungen in den Gefäßen zu verhindern, sondern Verkalkung gegebenenfalls sogar bis zu einem gewissen Grad rückgängig zu machen, sprich: die Calciumablagerungen aufzulösen. Mir ist keine andere Substanz bekannt, die dazu in der Lage wäre.

Ablagerungen von Blutfetten, Blutplättchen und Calciumphosphat in der Gefäßwand führen zur Verengung

Magnesium ...

- schützt vor entzündlichen Prozessen, die die Gefäßwand schädigen
- verhindert Ablagerungen in den Gefäßen
- entspannt die Gefäße und senkt dadurch erhöhten Blutdruck
- reduziert das schädliche LDL- und erhöht das gute HDL-Cholesterin
- löst Calcium und Fette aus den verkalkten Gefäßen
- hält das Blut dünnflüssig und hemmt die Bildung von Blutgerinnseln
- erweitert die Mikrogefäße im Gehirn und verbessert die Durchblutung
- unterstützt den Einbau des frei gewordenen Calciums aus den Gefäßen in die Knochen
- wehrt freie Radikale ab, die maßgeblich für den Alterungsprozess verantwortlich sind

Mein Rat an Sie

Wenn Sie Ihre Gefäße jung erhalten und sich vor Folgekrankheiten wie Schlaganfall, koronare Herzerkrankung, Bluthochdruck oder Demenz schützen wollen, dann sollten Sie die folgenden Ratschläge befolgen:

- Sofort mit dem Rauchen aufhören!
- Auf basische Ernährung achten (viel Gemüse und Obst), unter Umständen ein Basenpulver einnehmen
- Omega-3-Fettsäuren zu sich nehmen
- Antioxidanzien wie Kurkurmin, Alpha-Liponsäure, Glutathion, Resveratrol oder Astaxanthin einnehmen
- Täglich körperliche Bewegung, mindestens 30 Minuten lang
- Ausreichend Wasser trinken, mindestens 30 ml pro Kilogramm Körpergewicht
- Täglich hoch dosiert Magnesium zuführen; außerdem kurmäßige intravenöse Infusionen

Tipp: Sind Sie Tierliebhaber(in)? Dann legen Sie sich doch einen Hund zu (falls Sie noch keinen haben)! Der muss täglich zwei Mal spazieren geführt werden. Auf diese Weise bekommen auch Sie Ihre Bewegung – bei jedem Wetter.

So wird's gemacht

Für die tägliche Magnesiumzufuhr:

- ▶ Hoch dosiert Magnesium zuführen, bis 1000 mg pro Tag
- ▶ Die orale und die äußerliche Form kombinieren
- ▶ 200 bis 400 mg Magnesiumcitrat, je nach Verträglichkeit, über den Tag verteilt in Wasser aufgelöst trinken
- ▶ Die restliche Magnesiummenge über die Haut zuführen (1 ml *Magnesium Oil* liefert 100 mg reines Magnesium.)
- ▶ Arme und Schultern morgens und abends mit *Magnesium Oil* einreiben. Wenn möglich auf der Haut belassen. Ansonsten wenigstens 15 Minuten einziehen lassen und dann abwaschen.

Intravenöse Magnesium-Infusionen (kurmäßig):

Bei koronarer Herzerkrankung, nach Schlaganfall und Herzinfarkt oder Durchblutungsstörungen sind Magnesiuminfusionen ein absolutes „Muss".

- ▶ Zwei oder drei Mal wöchentlich beim Arzt oder Heilpraktiker eine Magnesium-Infusion durchführen lassen
- ▶ Insgesamt 8 bis 10 Infusionen
- ▶ Diese Kur vierteljährlich wiederholen

Anwendungsbeispiele

Einen Vorschlag für die bewährte Zusammensetzung eines Magnesium-Cocktails finden Sie auf Seite 66.

Magnesium-Vollbad:

Ideal bei Schmerzen aufgrund von Durchblutungsstörungen in den Beinen!

➤ Ein oder zwei Mal wöchentlich oder bei Bedarf ein Magnesiumbad machen, am besten abends
➤ 500 bis 1000 g *Magnesium Flakes* in die Badewanne geben
➤ Nur so viel Wasser einlaufen lassen, dass der Körper gerade bedeckt ist
➤ Badetemperatur 37 Grad C, Badedauer circa 20 Minuten
➤ Nicht abduschen, sondern nur leicht abtupfen

Magnesium-Fußbad:

Auch ein Magnesium-Fußbad eignet sich sehr gut dazu, den Magnesiumstatus zu verbessern. Empfohlen wird die kurmäßige Anwendung des Fußbads ein oder zwei Mal pro Woche über 2 Monate.

➤ 150 bis 250 g *Magnesium Flakes* in 5 Liter Wasser auflösen
➤ Die Füße bis über die Knöchel mit Wasser bedecken
➤ Wassertemperatur circa 37 Grad C, Badedauer 20–30 Minuten

Tipp

Sie können das Fußbad zwei oder drei Mal verwenden. Allerdings muss das Wasser bei der Wiederverwendung erhitzt werden oder Sie müssen kochendes Wasser aufgießen. Dadurch verringert sich allerdings die Konzentration. Deshalb eignet sich dafür eine Fußbadewanne mit integrierter Heizung besonders gut. Nach mehrmaligem Gebrauch sollten Sie das Wasser jedoch wechseln, denn in der *verdünnten* Magnesiumchloridlösung können Keime wachsen.

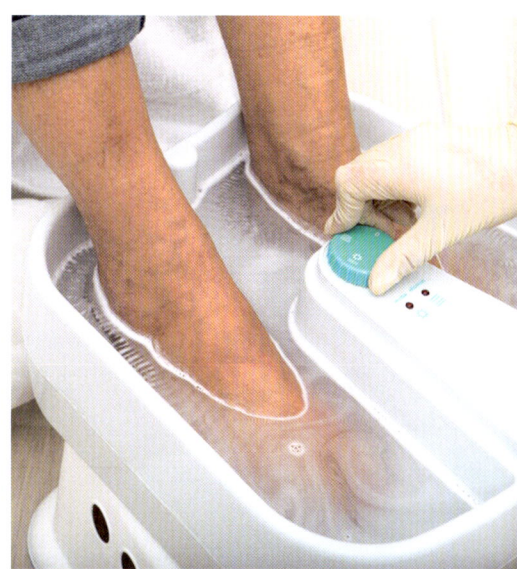

Lokale Anwendung nach Herzinfarkt:
➤ *Magnesium Oil* in der linken Brustgegend und über dem Brustbein einreiben

Lokale Anwendung bei Durchblutungsstörungen in den Beinen:
➤ *Magnesium Oil* dort einreiben, wo die Schmerzen aufgrund der Mangeldurchblutung bestehen

Fallbeispiele: Blutdruck normalisiert

Bei einem 48-jährigen Mann, leicht übergewichtig, ansonsten gesund, wurde Bluthochdruck (160/110) festgestellt. Insbesondere der untere, diastolische Wert war permanent erhöht. Bevor man den Patienten auf eines der klassischen blutdrucksenkenden Medikamente einstellte, wurde der Versuch unternommen, den Blutdruck mit Magnesium zu normalisieren. Der Patient wurde angehalten, morgens und abends *Magnesium Oil* in die Haut einzumassieren. Zusätzlich sollte zwei Mal pro Woche abends ein Magnesiumbad durchgeführt werden.

Nach konsequenter zweiwöchiger Anwendung bewegte sich der Blutdruck im Normbereich (140/80).

Durchblutungsstörungen in den Beinen gebessert

Ein 78-jähriger Mann hatte ausgeprägte Durchblutungsstörungen in beiden Beinen. Er konnte nur noch 20 Meter am Stück gehen und musste dann stehen bleiben. Zunächst 10 Infusionen mit Magnesium und weiteren Spurenelementen und Vitaminen, zwei Mal wöchentlich. Als Dauertherapie wurden morgens und abends die Beine mit *Magnesium Oil* einmassiert und zwei Mal pro Woche an infusionsfreien Tagen ein Magnesiumbad durchgeführt. Nach circa 2 Monaten konnte der Patient etwa 500 Meter ohne Beschwerden laufen.

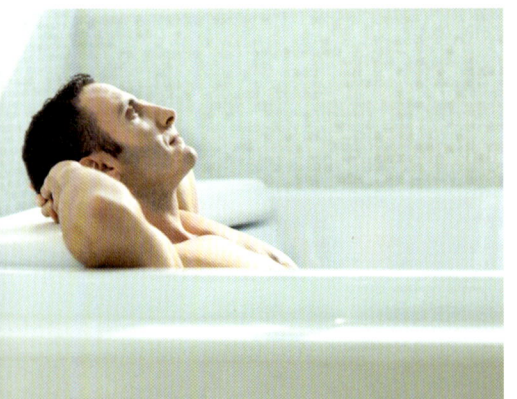

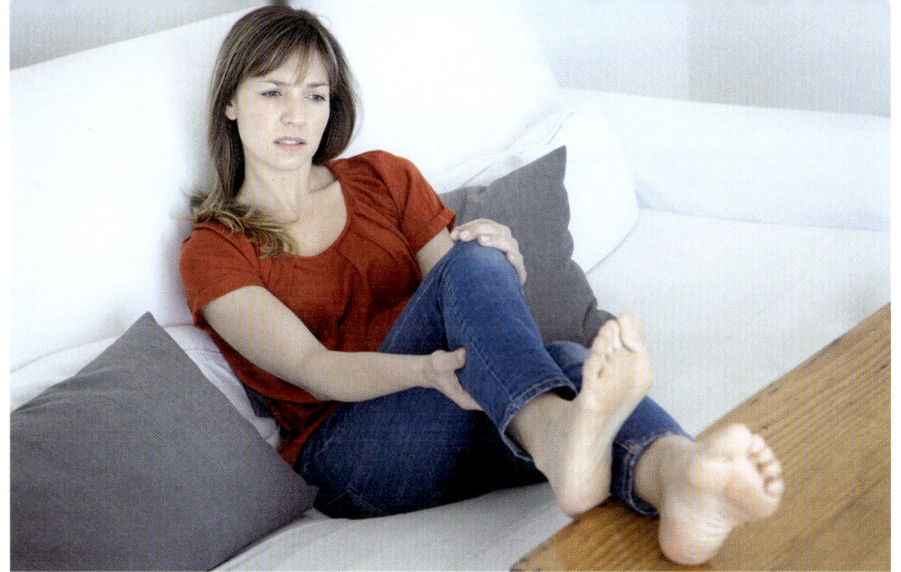

Restless-Legs-Syndrom

Die Beschwerden des Restless-Legs-Syndroms treten immer dann auf, wenn der Körper zur Ruhe kommt. In der Regel ist dies am Abend und in der Nacht – dann macht sich ein Ziehen, Reißen oder auch Kribbeln in den Beinen bemerkbar. Neben den Beinen können auch die Arme oder selten die Brustwand betroffen sein. Durch Bewegung gehen die Beschwerden wieder zurück. Aber immer dann, wenn der Betroffene Ruhe und Entspannung sucht – sei es beim Lesen oder Fernsehen, im Kino oder Theater und natürlich nachts im Bett –, werden die Beine unruhig. Zwangsläufig kommt es zu Schlafstörungen und damit zum Mangel an Erholung und Regeneration. Wegen des ständigen Schlafmangels fühlt sich der Betroffene immer müde und zermürbt, was zu körperlicher und seelischer Erschöpfung bis hin zu Depressionen führen kann.

Die genaue Ursache des Restless-Legs-Syndroms ist nicht bekannt. Man nimmt aber an, dass Störungen im Dopamin-Stoffwechsel des Gehirns für die Beschwerden verantwortlich sind. Schaut man sich die Symptome einmal genauer an, so ähneln sie stark den Symptomen eines Magnesiummangels. So verwundert es nicht, dass Menschen, die am Restless-Legs-Syndrom leiden, immer einen Magnesiummangel aufweisen.

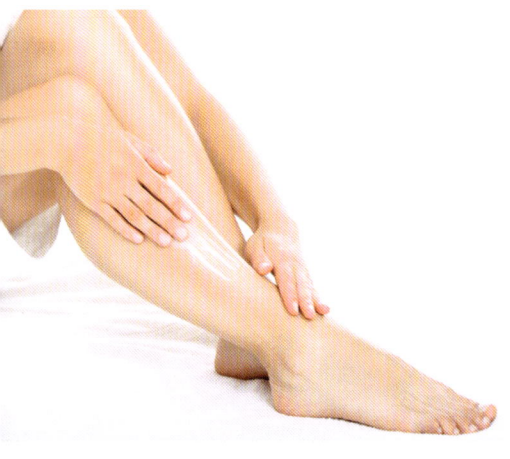

So wird's gemacht

➤ *Magnesium Oil* oder *Gel* auf die betroffenen Areale auftragen
➤ Mit kreisenden Bewegungen leicht einmassieren
➤ Das Magnesium mindestens 20 Minuten auf der Haut belassen
➤ Im Bedarfsfall wiederholen

Fallbeispiel: Nachts endlich wieder ungestört durchschlafen

Eine 68-jährige Patientin litt seit mehr als 30 Jahren am Restless-Legs-Syndrom. Bisherige Behandlung mit den klassischen, dafür bekannten Medikamenten sowie mit Antidepressiva. Trotzdem konnte die Patientin nachts nur etwa 2 Stunden schlafen – was sie an den Rand der Verzweiflung trieb. Der Patientin wurde empfohlen, immer dann, wenn sie sich zur Ruhe setze, die gesamten Beine mit *Magnesium Oil* einzumassieren. Bereits nach wenigen Tagen berichtete sie über weniger Unruhe in den Beinen. Im Laufe der Zeit verbesserte sich die Situation kontinuierlich. Nach vierwöchiger Anwendung konnte die Patientin 6 Stunden ohne Beeinträchtigung durchschlafen.

Mein Rat an Sie

Die äußerliche, lokale Anwendung von Magnesium ist wie geschaffen für die Behandlung der Restless-Legs-Beschwerden. Sie können die Einreibungen wiederholen, sooft Sie möchten. Sinnvoll erscheint, immer dann die jeweils betroffenen Stellen einzumassieren, bevor Sie zur Ruhe kommen. Das kann abends sein, bevor Sie sich gemütlich zum Fernsehen hinsetzen, oder nachts vor dem Zubettgehen. Sie können sowohl *Magnesium Oil* als auch *Magnesium Gel* verwenden. Sie werden erstaunt sein, wie schnell Ihnen dieser einfache Mineralstoff hilft – und das ganz ohne Nebenwirkungen.

Anwendungsbeispiele

Fibromyalgie

Fibromyalgie (Faser-Muskel-Schmerz) ist eine Erkrankung, die hauptsächlich Frauen befällt. Sie ist gekennzeichnet durch chronische oder wiederkehrende Schmerzen an unterschiedlichen Stellen des Körpers, vor allem im Bindegewebe, an den Sehnen und Muskeln und an den Gelenken. Charakteristisch sind druckschmerzhafte Punkte an Sehnenansätzen, die sogenannten „Tender-Points", die auch zur Diagnose herangezogen werden. Häufig ist die Erkrankung mit Müdigkeit,

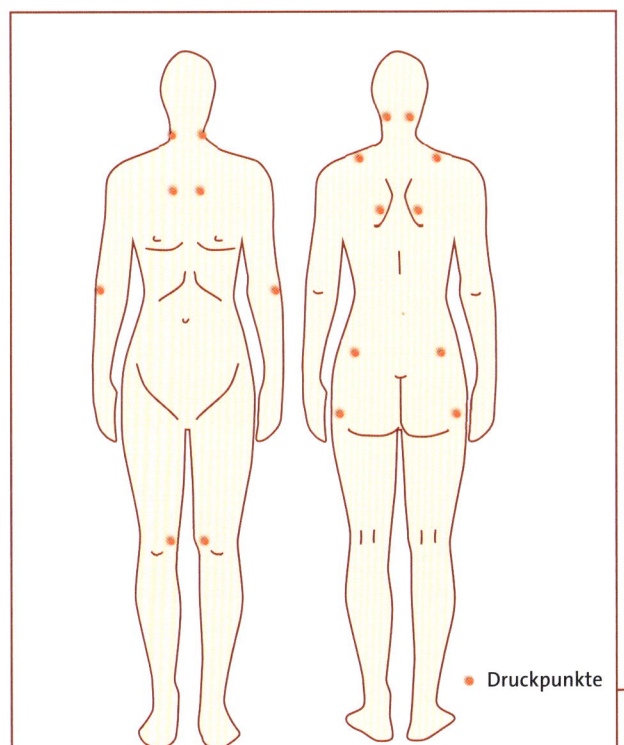

● Druckpunkte

Die Tender Points

Erschöpfung und Depressionen verbunden. Als Hauptursache für die Entstehung wird auch hier Dauerstress vermutet. Magnesium ist *das* Anti-Stress-Mineral schlechthin. Wie keine andere Substanz bringt es das aus dem Lot geratene System wieder in Balance. Gerade bei einem Krankheitsbild wie der Fibromyalgie, bei der ein medikamentöser Ansatz schwierig erscheint und eher aus Hilflosigkeit denn aus Überzeugung Antidepressiva verordnet werden, kann den oft verzweifelten Patienten mit einer einfachen Magnesiumtherapie gut geholfen werden. Besonders die äußerliche Einreibung mit *Magnesium Oil*, bei der Magnesium direkt auf die schmerzhaften Stellen aufgetragen werden kann, scheint wirkungsvoll zu sein, wie eine Studie belegt, die an der renommierten *Mayo Clinic* in den USA durchgeführt wurde.

Mein Rat an Sie

- Magnesium ist das Schlüsselmineral bei stressbedingten Beschwerden – achten Sie deshalb darauf, dass Sie genug davon zuführen.
- Bewegen Sie sich täglich moderat. Zügiges Spazierengehen oder Schwimmen haben sich hier bewährt.
- Erlernen und praktizieren Sie Entspannungsübungen wie Yoga, autogenes Training oder Ähnliches, um Ihrem Stresslevel entgegenzuwirken.

So wird's gemacht
Für die tägliche Magnesiumzufuhr:

➤ Arme, Schultern und Beine morgens und abends mit *Magnesium Oil* einreiben. Wenn möglich auf der Haut belassen. Ansonsten wenigstens 15 Minuten einziehen lassen und dann abwaschen.
➤ Zusätzlich 200 bis 400 mg Magnesiumcitrat, je nach Verträglichkeit, über den Tag verteilt in Wasser aufgelöst trinken.

Magnesium-Vollbad:

Ein oder zwei Mal wöchentlich ein Magnesiumbad nehmen, am besten abends. Das entspannt nicht nur und lässt Sie gut schlafen, sondern hebt auch Ihre Stimmung.

- 500 bis 1000 g *Magnesium Flakes* in die Badewanne geben
- Nur so viel Wasser einlaufen lassen, dass der Körper gerade bedeckt ist
- Badetemperatur 37 Grad C, Badedauer circa 20 Minuten
- Nicht abduschen, sondern nur leicht abtupfen

Anwendungsbeispiele

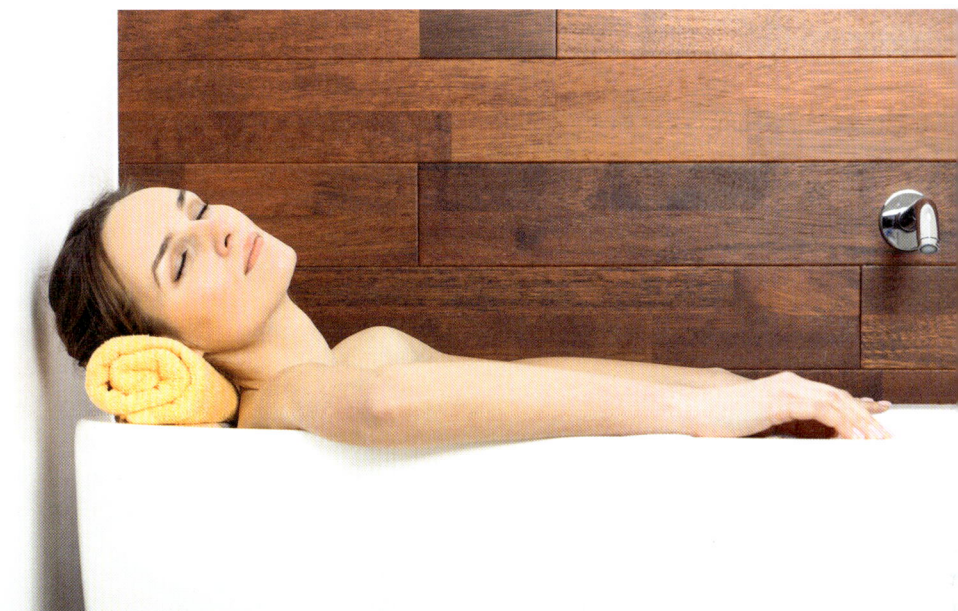

Magnesium-Fußbad:

Alternativ können Sie ein Magnesium-Fußbad nehmen. Die Anwendung ein oder zwei Mal pro Woche (je nach Bedarf) hat sich bewährt.

- 150 bis 250 g *Magnesium Flakes* in 5 Liter Wasser auflösen
- Die Füße bis über die Knöchel mit Wasser bedecken
- Wassertemperatur circa 37 Grad C, Badedauer 20–30 Minuten

Lokale Behandlung der Beschwerden:

Zusätzlich können Sie die Tender-Points sanft mit *Magnesium Oil* oder *Magnesium Gel* massieren.

- *Magnesium Oil* oder *Gel* auf die betroffenen Areale auftragen
- Mit kreisenden Bewegungen leicht einmassieren
- Das Magnesium am besten auf der Haut belassen, wenigstens aber 20 Minuten in die Haut einziehen lassen

Magnesium-Infusionen:

Lassen Sie in regelmäßigen Abständen Magnesium-Infusionen in Kombination mit den Vitaminen B_1, B_6 und B_{12} durchführen, um eine gute Grundversorgung mit Magnesium zu gewährleisten.

➤ Ein oder zwei Mal wöchentlich beim Arzt oder Heilpraktiker eine Magnesium-Infusion durchführen lassen
➤ Insgesamt 4 bis 6 Infusionen
➤ In regelmäßigen Abständen wiederholen, je nach Bedarf

Fallbeispiel: Lebensqualität verbessert

Eine 52-jährige Frau mit klassischen Symptomen der Fibromyalgie möchte einen Therapieversuch mit *Magnesium Oil* starten. Die Patientin reibt über 4 Wochen täglich morgens und abends Arme, Schultern, Unterschenkel und schmerzhafter Tender Points ein. Das Resümee nach vierwöchiger Magnesium-Oil-Anwendung: Die Schmerzen haben sich wesentlich gebessert, etliche Tender-Points sind nicht mehr druckschmerzhaft, die Müdigkeit ist verschwunden und die Stimmung hat sich aufgehellt.

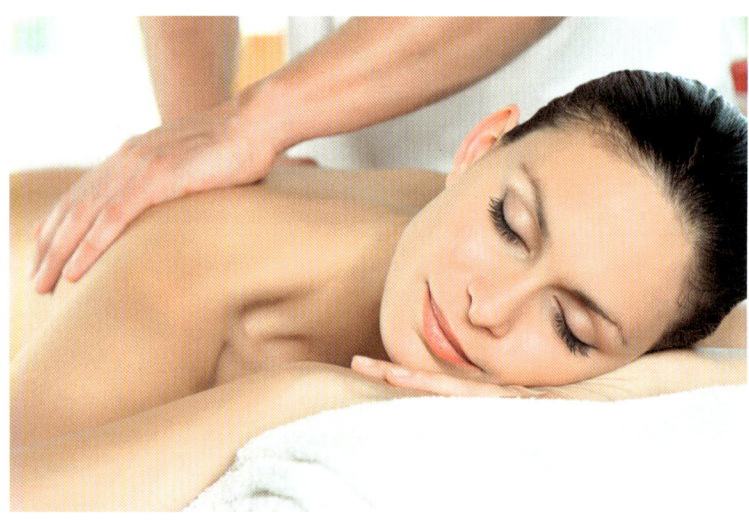

> Anwendungsbeispiele

Erhöhte Cholesterin- und Fettwerte

Cholesterin hat einen schlechten Ruf. Es steht für Erkrankungen wie Gefäßverschluss, Herzinfarkt und Schlaganfall. Doch diese Aussage spiegelt nur die halbe Wahrheit, denn Cholesterin ist auch eine lebensnotwendige Substanz. Es ist Bestandteil der Zellmembranen, die Vorstufe vieler Hormone und wichtig für die Bildung von Vitamin D. Gleichzeitig schützt es unsere Zellen vor freien Radikalen und vor Krebs und fungiert als Transportvehikel für Hormone, insbesondere Cortisol.

Beim Cholesterin unterscheidet man zwischen dem „guten" HDL-Cholesterin und dem „schlechten", schädlichen LDL-Cholesterin. Erhöhtes LDL-Cholesterin lagert sich in den Gefäßen ab und wird als maßgeblich verantwortlich für die Entstehung von Herz-Kreislauf-Erkrankungen betrachtet. Wichtig ist jedoch immer das Verhältnis von Gesamtcholesterin zu LDL- und HDL-Cholesterin: Das Gesamtcholesterin soll kleiner sein als das Vierfache von HDL-Cholesterin. Ein HDL-Molekül kann vier schlechte LDL-Moleküle binden und so die Gefäße schützen. Es kommt daher nicht so sehr auf die absolute Höhe des Gesamtcholesterins an, sondern vielmehr auf das Verhältnis der beiden Cholesterinarten zueinander.

Entgegen landläufiger Meinung spielt das Cholesterin, das mit der *Nahrung* aufgenommen wird, für den Cholesterinwert eine untergeordnete Rolle. Nur etwa 10 Prozent werden durch die Nahrung zugeführt, 90 Prozent stellt der Körper selbst her.

Die Ursache erhöhter Cholesterinwerte ist also nicht in erster Linie in der Ernährung zu suchen, sondern in anderen Faktoren. Hier sind vor allem Dauerstress, toxische Belastungen, Entzündungsherde im Körper und Magnesiummangel zu nennen. Stress spielt auch hier eine besondere Rolle. Unter Stress wird das Hormon Cortisol vermehrt ausgeschüttet. Cholesterin übernimmt dann die Funktion des Transportvehikels für Cortisol und wird deshalb vermehrt vom Körper gebildet.

Magnesium senkt den Spiegel von LDL, also der schädlichen Form des Cholesterins, indem es die Aktivität des Enzyms, das für dessen Bildung verantwortlich ist, reduziert. Nichts anderes bewirken Substanzen wie Lovastatin, Pravastatin oder Simvastatin, die der Arzt zur Senkung eines hohen Cholesterinspiegels verschreibt.

Nur ist deren Einnahme mit erheblichen Nebenwirkungen verbunden. Mit ausreichend Magnesium reguliert der Körper den Cholesterinspiegel auf ganz natürliche Weise, während Cholesterinsenker Leberschädigungen, Muskelerkrankungen und Depressionen verursachen können.

Mein Rat an Sie

Stellen Sie Ihrem Körper genügend Magnesium zur Verfügung. Dadurch wird Cholesterin nicht im Überfluss produziert, sondern auf das notwendige Maß begrenzt. Gleichzeitig aktiviert Magnesium spezielle Enzyme, die für den Abbau des „schlechten" LDL-Cholesterins und anderer erhöhter Blutfette und für den Aufbau des „guten" HDL-Cholesterins zuständig sind. Magnesium hat also einen extrem positiven Effekt für die Blutfettzusammensetzung.

Gleichzeitig rate ich Ihnen, Sport zu treiben. Bewegung hat eine sehr gute Wirkung auf den Cholesterinspiegel. Regelmäßiges Ausdauertraining, mindestens drei Mal in der Woche, senkt das schlechte LDL-Cholesterin und erhöht das gute HDL-Cholesterin nachweislich.

So wird's gemacht

Für die tägliche Magnesiumzufuhr:

- ➤ Täglich bis zu 1000 mg Magnesium zuführen – orale und äußerliche Anwendung kombinieren
- ➤ Je nach Verträglichkeit 200 bis 400 mg Magnesiumcitrat über den Tag verteilt in Wasser aufgelöst trinken
- ➤ Die restliche Magnesiummenge über die Haut zuführen (1 ml *Magnesium Oil* liefert 100 mg reines Magnesium.)
- ➤ Morgens und abends Arme und Schultern oder Beine mit *Magnesium Oil* einreiben. Wenn möglich auf der Haut belassen. Ansonsten wenigstens 15 Minuten einziehen lassen und dann abwaschen.

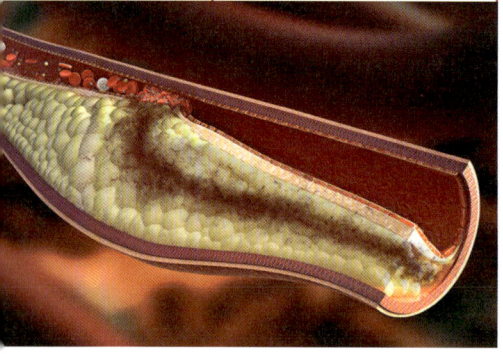

Ablagerungen von Blutfetten, Blutplättchen und Calciumphosphat in der Gefäßwand führen zur Verengung

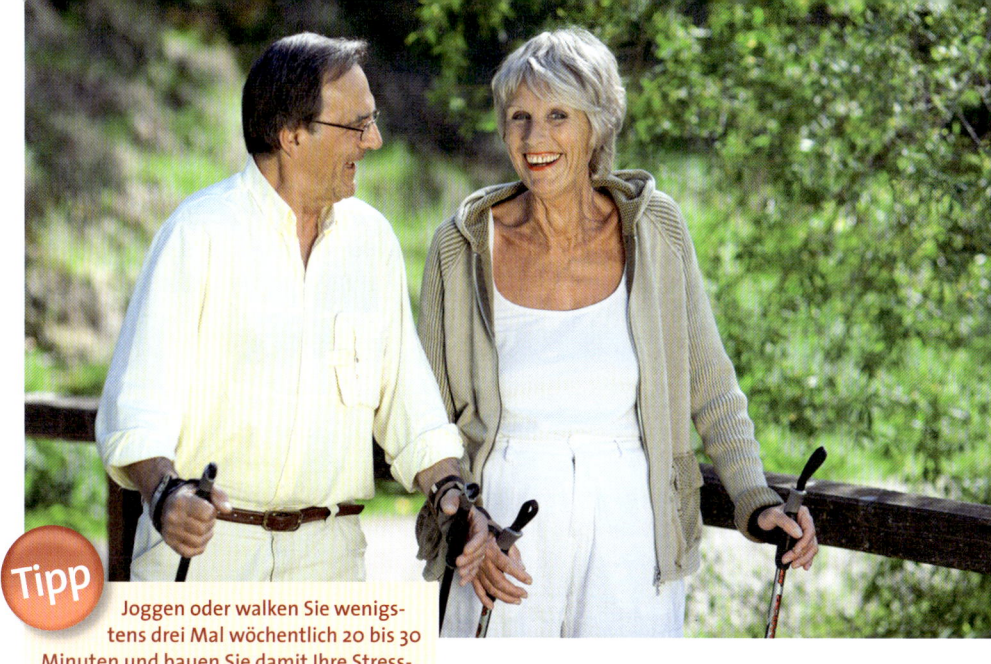

> **Tipp**
> Joggen oder walken Sie wenigstens drei Mal wöchentlich 20 bis 30 Minuten und bauen Sie damit Ihre Stressbelastung ab. Das reduziert auch Ihre LDL-Cholesterinwerte.

Magnesium-Vollbad:

Ein oder zwei Mal wöchentlich ein Magnesiumbad nehmen, am besten abends.

- ➤ 500 bis 1000 g *Magnesium Flakes* in die Badewanne geben
- ➤ Nur so viel Wasser einlaufen lassen, dass der Körper gerade bedeckt ist
- ➤ Badetemperatur 37 Grad C, Badedauer circa 20 Minuten
- ➤ Nicht abduschen, sondern nur leicht abtupfen

Magnesium-Fußbad:

Auch ein Magnesium-Fußbad eignet sich sehr gut dazu, den Magnesiumstatus zu verbessern. Zu Beginn wird eine kurmäßige Anwendung des Fußbads empfohlen: ein oder zwei Mal pro Woche über 2 Monate.

- ➤ 150 bis 250 g *Magnesium Flakes* in 5 Liter Wasser auflösen
- ➤ Die Füße bis über die Knöchel mit Wasser bedecken
- ➤ Wassertemperatur circa 37 Grad C, Badedauer 20–30 Minuten

Diabetes

Diabetes ist eine Erkrankung, bei der das Hormon Insulin seine Aufgabe, den Blutzuckerspiegel zu regulieren, nicht mehr oder nur unzureichend erfüllt. Man unterscheidet zwei Arten, den Typ-1-Diabetes und den Typ-2-Diabetes.

Der *Typ-1-Diabetes* ist eine seltene Autoimmunerkrankung, bei der das körpereigene Immunsystem die Insulin produzierenden Zellen in der Bauchspeicheldrüse zerstört. Als Folge können die Körperzellen keine Zuckerbausteine (Glucose) mehr aufnehmen und der Blutzucker steigt an. Wer an Typ-1-Diabetes leidet, muss regelmäßig und ein Leben lang Insulin spritzen, um den Blutzucker zu senken.

Der *Typ-2-Diabetes* ist dagegen eine chronische Stoffwechselerkrankung, die zunächst weniger durch einen Mangel an Insulin gekennzeichnet ist, sondern vielmehr durch Insulinresistenz, das heißt: vermindertes Ansprechen der Zellen auf Insulin. Das führt anfangs sowohl zu erhöhten Blutzucker- als auch zu erhöhten Insulinspiegeln. Im Laufe der Zeit erschöpft sich die Bauchspeicheldrüse, die das Insulin produziert, und es kommt zu einer *verminderten,* unzureichenden Produktion von Insulin.

Magnesium ist für Diabetiker von überragender Bedeutung. Mit ausreichender Magnesiumversorgung kann man nicht nur die Folgen des Diabetes abmildern und die Blutzuckereinstellung verbessern, sondern auch das Risiko, überhaupt an Diabetes zu erkranken, deutlich reduzieren. Daneben sollte man als Betroffener natürlich auf entsprechende Ernährung und ausreichend Bewegung achten.

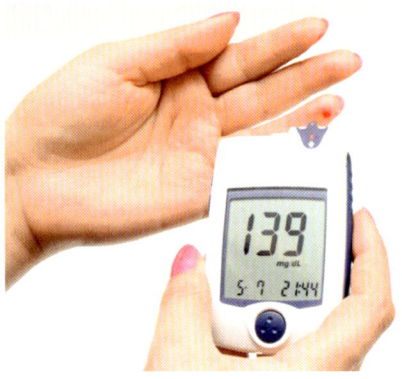

Mein Rat an Sie

Nutzen Sie alle zur Verfügung stehenden Möglichkeiten der Magnesiumaufnahme (Einreibungen, Bäder, Tabletten oder Infusionen). Das hilft Ihnen, eine eventuell drohende Diabeteserkrankung entweder zu vermeiden oder bei bereits bestehender Erkrankung eine deutliche Besserung zu erzielen.

Anwendungsbeispiele

So wird's gemacht

Für die tägliche Magnesiumzufuhr:
➤ Hoch dosiert Magnesium aufnehmen: bis 1000 mg pro Tag – dafür die orale und die äußerliche Anwendungsform kombinieren:
➤ 200 bis 400 mg Magnesiumcitrat, je nach Verträglichkeit, über den Tag verteilt in Wasser aufgelöst trinken
➤ Die restliche Magnesiummenge über die Haut zuführen (1 ml *Magnesium Oil* liefert 100 mg reines Magnesium.): Arme und Schultern morgens und abends mit *Magnesium Oil* einreiben. Wenn möglich auf der Haut belassen, ansonsten wenigstens 15 Minuten einziehen lassen und dann abwaschen.

Intravenöse Magnesium-Infusionen (kurmäßig):
Hin und wieder sollten Sie sich Magnesium-Infusionen als Kur gönnen.
1. Zwei oder drei Mal pro Woche beim Arzt oder Heilpraktiker eine Magnesium-Infusion durchführen lassen
2. Insgesamt 8 bis 10 Infusionen
3. Vierteljährlich wiederholen

Magnesium-Vollbad:
➤ Ein oder zwei Mal pro Woche ein Magnesiumbad nehmen, am besten abends
➤ 500 bis 1000 g *Magnesium Flakes* in die Badewanne geben
➤ Nur so viel Wasser einlaufen lassen, dass der Körper gerade bedeckt ist
➤ Badetemperatur 37 Grad C, Badedauer circa 20 Minuten
➤ Nicht abduschen, sondern nur leicht abtupfen

Magnesium-Fußbad bei diabetischem Fuß:
Magnesium-Fußbäder haben sich besonders beim „diabetischen Fuß" bewährt. (Darunter versteht man schlecht heilende Wunden am Fuß, die durch geschädigte Nerven und schlechte Durchblutung als Folge einer Diabeteserkrankung entstehen.) Magnesiumchlorid kann nämlich noch mit einer besonderen Eigenschaft aufwarten: Es steigert die Aktivität der weißen Blutkörperchen, wirkt immunstimulierend und verbessert damit die Wundheilung. Mit einem Magnesium-Fußbad schlagen Sie also sozusagen zwei Fliegen mit einer Klappe. Sie führen dem Körper Magnesium zu und beschleunigen gleichzeitig die Wundheilung bei diabetischen Hautveränderungen und Wunden.

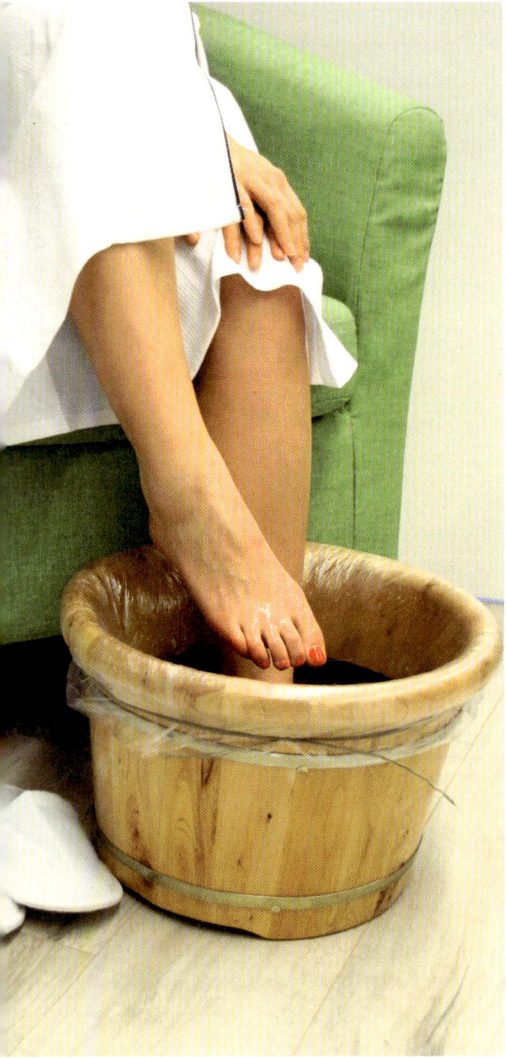

- ➤ Ein ausreichend großes Behältnis wählen, sodass die erkrankte Stelle mit Wasser bedeckt ist
- ➤ 200 bis 300 g *Magnesium Flakes* darin auflösen
- ➤ Eine angenehme Wassertemperatur wählen, Badedauer 20–30 Minuten

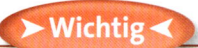

➤Wichtig◄

Wasser nur zum einmaligen Gebrauch, nicht wiederverwenden!

Fallbeispiel: Offene Wunde eines diabetischen Fußes heilt zu

Eine 62-jährige insulinpflichtige Diabetespatientin klagt über eine tiefe, offene Wunde an der Knöchelinnenseite eines Fußes, die seit 4 Monaten nicht verheilt ist. Der Patientin wird geraten, täglich ein Magnesium-Fußbad in einer dreiprozentigen Magnesiumchlorid-Lösung durchzuführen. Die Wunde verkleinert sich Woche für Woche und ist nach einem Monat so gut wie verheilt.

Arthrose

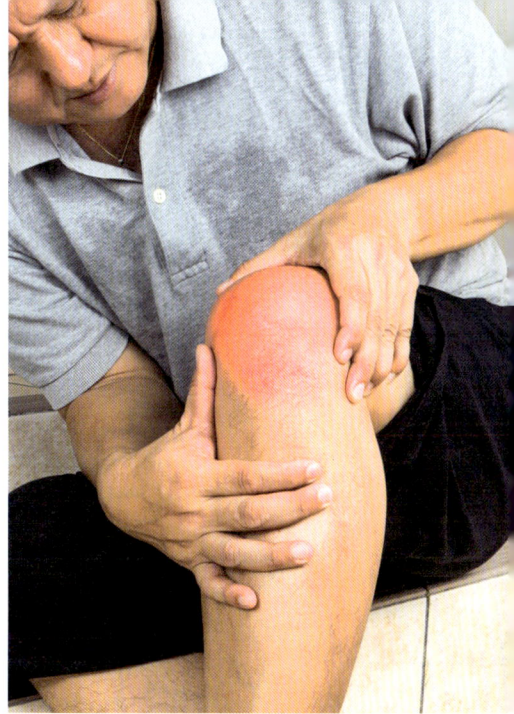

Arthrose ist eine chronisch-degenerative Gelenkerkrankung, umgangssprachlich wird sie auch als Gelenkverschleiß bezeichnet. Diese Bezeichnung sagt genau das aus, worum es sich handelt, nämlich um eine fortschreitende Zerstörung des Gelenkknorpels. Fehlt die schützende Knorpelmasse, reiben die Knochen aneinander und das verursacht Schmerzen. Am häufigsten sind Knie und Hüftgelenke betroffen, gefolgt von Sprunggelenk, Schulter, Ellenbogen und der Hand.

Der altersbedingte Verschleiß ist sicher eine wesentliche Ursache für die Entwicklung der Arthrose; Gründe können aber auch die hohe Belastung durch Übergewicht oder Verletzungen im Gelenkbereich sein. Ein weiterer Grund für die Entstehung von Arthrose ist mangelnde Bewegung. Der Knorpel ist die einzige Gewebestruktur im Körper, die nicht durch Blutgefäße versorgt wird, sondern durch die sogenannte Diffusion. Dazu benötigt der Knorpel das Wechselspiel zwischen Be- und Entlastung; dadurch werden Nährstoffe in die Knorpelzellen befördert und Schlackenstoffe abtransportiert. Ohne ausreichende Bewegung baut sich der Knorpel ab, weil er keine Nahrung erhält.

Und was hat das alles mit Magnesium zu tun? Ganz einfach, die höchste Magnesiumkonzentration ist in der Knochenhaut zu finden. Leidet der Körper unter Magnesiummangel, so versucht er, seinen Bedarf aus magnesiumreichen Strukturen wie der Knochenhaut zu decken. Der Abzug von Magnesium aus den Gelenken fördert die Entwicklung von Arthrose. Herrscht bei bereits bestehender Arthrose Magnesiummangel, kann dieser das Fortschreiten des Gelenkverschleißes beschleunigen. Liegt zusätzlich eine Übersäuerung des Körpers

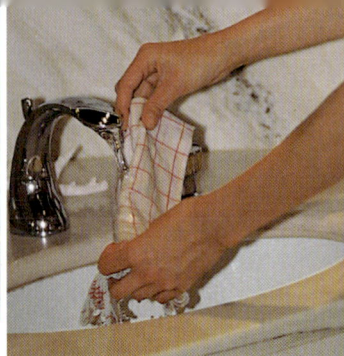
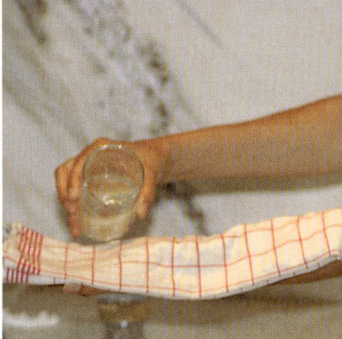

vor, können die nicht abtransportierten Stoffwechselprodukte Ablagerungen im Gelenkbereich bilden, die das Krankheitsbild zusätzlich verschlechtern.

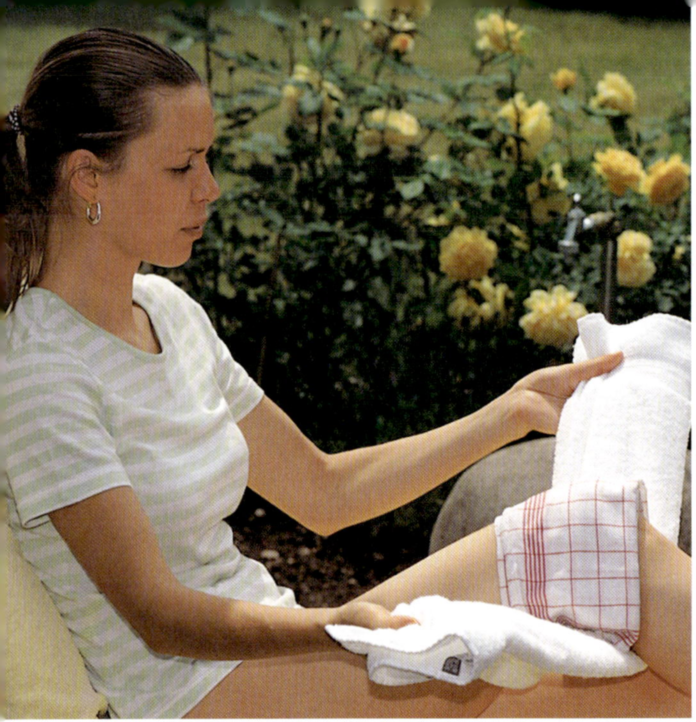

Mein Rat an Sie

Versorgen Sie Ihren Körper mit ausreichend Magnesium! Es ist für die Bildung von Knorpelgewebe zwingend notwendig, denn ohne Magnesium können die Eiweißbausteine, aus denen der Knorpel besteht, nicht gebildet werden. Führen Sie zusätzlich Vitamin C und Vitamin D_3 zu.

So wird's gemacht

Lokale Magnesium-Einreibungen:

➤ Reiben Sie die schmerzhaften Gelenke morgens und abends und bei Bedarf mit *Magnesium Oil* ein.

➤ Alternativ kann auch *Magnesium Gel* verwendet werden.

➤ Belassen Sie das Oil oder Gel nach Möglichkeit auf der Haut. Ansonsten lassen Sie es wenigstens 15 bis 20 Minuten einwirken und waschen es dann ab.

Anwendungsbeispiele

Umschläge mit Magnesium Oil oder Gel:

Diese Anwendung hat sich nicht nur bei Arthroseschmerzen, sondern auch bei Gicht, Prellungen, Zerrungen und bei Schmerzen jeglicher Art bewährt.

- ➤ Ein Küchentuch mit heißem oder kaltem Wasser – je nachdem, was Ihnen angenehmer ist – befeuchten und auswinden
- ➤ Mit konzentriertem *Magnesium Oil* durchtränken oder reichlich *Gel* darauf verteilen und auf die betreffende Stelle legen
- ➤ Eventuell mit einem trockenen Tuch abdecken und mindestens 30 Minuten einwirken lassen

Tipp

Nehmen Sie zusätzlich Nahrungsergänzungen aus Chondroitin und Glucosamin als Nahrung für den Knorpel ein sowie Vitamin D_3 und Vitamin C.

> **Wichtig**
>
> Bewegen Sie sich wenigstens drei Mal in der Woche 30 Minuten mit einer gelenkschonenden Bewegungsart wie Walking, Schwimmen oder Radfahren.

Fallbeispiel: Magnesium-Oil-Einreibung verbessert Gelenkarthrose

Eine 58-jährige Apothekerin klagt über Schmerzen im Knie aufgrund einer bekannten Kniegelenkarthrose. Die üblichen Cremes und Gels haben bisher keine Linderung der Beschwerden gebracht. Die Patientin reibt das Knie mehrmals täglich mit *Magnesium Oil* ein. Bereits nach einer Woche empfindet sie spürbare Erleichterung und nach weiteren zwei Wochen hat sie keine spürbaren Beschwerden mehr.

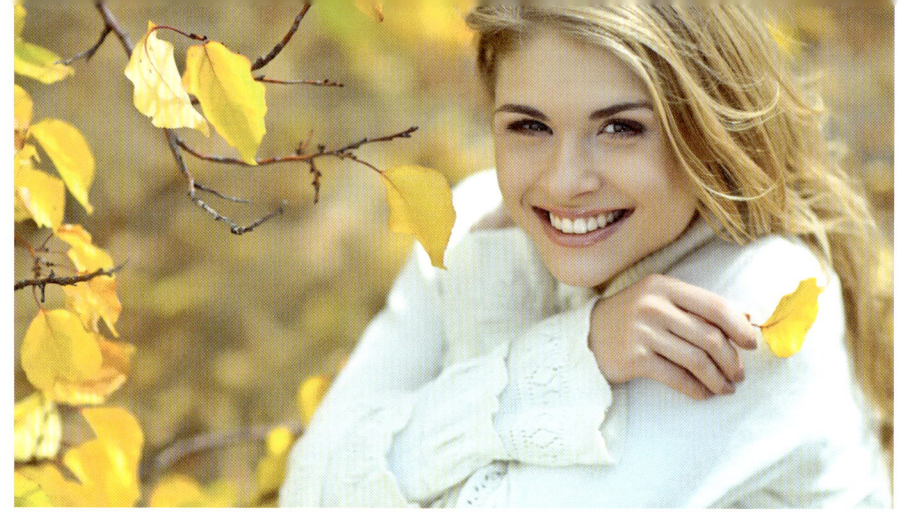

Erkrankungen der Haut
Akne – Bakterielle Hautinfektionen – Ekzeme – Fußpilz – Hautunreinheiten – Infektionen im Genitalbereich – Neurodermitis – Psoriasis – Trockene Haut

Magnesium hat eine besondere Wirkung auf die Haut. Es führt der Haut Feuchtigkeit zu, verbessert die Struktur der Haut und ihre Elastizität. Magnesium schützt die Haut vor Feuchtigkeitsverlust und somit vor dem Austrocknen. Besonders Menschen mit trockener Haut profitieren von der äußerlichen Magnesiumbehandlung.

Magnesium ist auch bekannt für seine heilende Wirkung bei Psoriasis. Verantwortlich für die Schuppenbildung ist die massiv erhöhte Zellteilung. Magnesium normalisiert das übermäßige Zellwachstum und lindert auf diesem Weg die Symptome der Psoriasis.

Auch entzündliche Prozesse wie bei Neurodermitis, Ekzemen, Akne oder Infektionen werden durch die entzündungshemmende Wirkung von Magnesium gelindert. Gleichzeitig wird der Juckreiz gelindert und der Haut Feuchtigkeit zugeführt.

Mit einer Besonderheit kann speziell Magnesiumchlorid aufwarten. Es steigert die Aktivität der weißen Blutkörperchen und wirkt damit krankheitserregenden Keimen entgegen. In früheren Kriegszeiten wurde es deshalb zur Wunddesinfektion und zur Förderung des Heilungsprozesses verwendet.

Magnesium ...
- führt der Haut Feuchtigkeit zu und schützt sie vor Austrocknung
- normalisiert die überschießende Zellteilung bei Psoriasis
- wirkt entzündungshemmend und immunstimulierend
- wirkt desinfizierend

Mein Rat an Sie

Machen Sie sich die vielseitige Wirkung von Magnesium auf die Haut zunutze. Die Anwendungen sind für jede Altersgruppe geeignet, auch für Kinder.

Ältere Menschen, die wegen der nachlassenden Talgproduktion häufig unter trockener Haut leiden, profitieren ganz besonders von der äußerlichen Magnesiumanwendung.

So wird's gemacht

Magnesium-Vollbad bei trockener Haut, Neurodermitis, Psoriasis und Ekzemen:

Ein oder zwei Mal wöchentlich ein Magnesiumbad nehmen, am besten abends.
- ➤ 500 bis 1000 g *Magnesium Flakes* in die Badewanne geben (Bei Psoriasis bis zu 4 kg in das Badewasser geben!)
- ➤ Nur so viel Wasser einlaufen lassen, dass der Körper gerade bedeckt ist

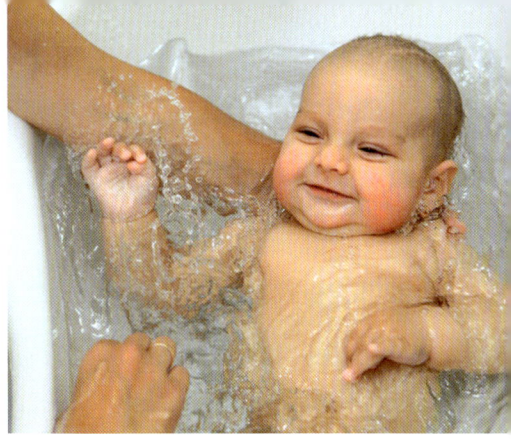

- ➤ Badetemperatur 37 Grad C, Badedauer circa 20 Minuten
- ➤ Nicht abduschen, sondern nur leicht abtupfen

Bei Kleinkindern, die in einer Kinderwanne gebadet werden, genügen 300 bis 500 g *Flakes*. Die Badezeit kann bei Kleinkindern auf 5 Minuten begrenzt werden.

Lokale Behandlung bei Psoriasis:
- ➤ Umschläge mit konzentriertem *Magnesium Oil* an den betroffenen Hautpartien oder ...
- ➤ Einreibungen mit konzentriertem *Magnesium Oil* mit anschließender kurzzeitiger Sonnenbestrahlung (5 bis 10 Minuten) oder ...
- ➤ Einreibungen mit *Magnesium Gel* an den betroffenen Stellen
- ➤ Einwirkzeit mindestens 30 Minuten

Lokale Behandlung von Akne, Hautunreinheiten und bakteriellen Infektionen:

➤ *Magnesium Oil* verdünnen, entweder mit der gleichen Menge Wasser oder mit doppelt so viel Wasser wie *Magnesium Oil* (denn die konzentrierte Lösung kann bei „offener" Haut stark brennen)
➤ Betroffene Areale damit betupfen
➤ Mindestens 20 Minuten einwirken lassen

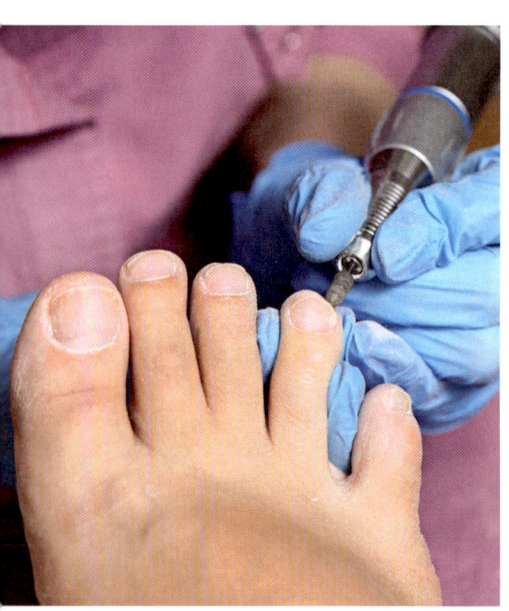

Lokale Behandlung von Fußpilz und Hühneraugen:

Am Fuß können Sie die *konzentrierte* Magnesiumchloridlösung verwenden. Wenn dies doch unangenehm brennt, verdünnen Sie die Lösung im Verhältnis 1 zu 1 mit Wasser.

➤ Mit einem heißen Fußbad die Haut aufweichen
➤ Befallene Stellen mit einem in *Magnesium Oil* getränkten Wattebausch belegen – circa 10 Minuten einwirken lassen
➤ Durch Pilzinfektion geschädigte Haut und Hühneraugen lassen sich dann mit entsprechenden Pediküre-Instrumenten gut abschaben
➤ In hartnäckigen Fällen die Prozedur wiederholen

Sitzbad bei genitalen Beschwerden

Wenn Sie (als Frau) immer wieder mit juckendem oder brennendem Ausfluss, trockener Scheide oder Pilzinfektionen im Genitalbereich zu tun haben, sollten Sie einmal ein Magnesium-Sitzbad versuchen. Die Schleimhaut erhält dann wieder mehr Feuchtigkeit, regeneriert sich dadurch und verfügt so über eine bessere Abwehr von Infektionen.

Anwendungsbeispiele

- 300 g *Magnesium Flakes* in 5 Liter Wasser auflösen (3-prozentige Lösung)
- Falls Sie mehr Wasser verwenden, die Menge an *Magnesium Flakes* entsprechend anpassen
- Wassertemperatur circa 37 Grad C, Badedauer 15 Minuten

Tipp: Alternativ zum Sitzbad können Sie mit dem gleichen Mischungsverhältnis eine Vaginaldusche anwenden. (Vaginalduschen gibt es in der Apotheke zu kaufen.)

Fallbeispiele: Symptome bei Neurodermitis gebessert

Eine 38-jährige Neurodermitis-Patientin hat extrem trockene Haut, Juckreiz und entzündlich veränderte Ekzeme, speziell in den Arm- und Kniebeugen. Der Patientin wird empfohlen, mindestens drei Mal wöchentlich, bevorzugt abends, ein Magnesium-Vollbad mit jeweils 2 kg *Magnesium Flakes* zu machen. Die Badetemperatur sollte angenehm warm, jedoch nicht als heiß empfunden werden. Als Badezeit werden 20 Minuten empfohlen.

Bereits nach dem ersten Bad berichtet die Patientin von einer spürbaren Linderung des Juckreizes. In den folgenden Wochen regeneriert sich die Haut zusehens. Die Ekzeme sind größtenteils abgeheilt, der Juckreiz komplett verschwunden und die Haut macht insgesamt einen gepflegten Eindruck. Positiver Nebeneffekt: Die Schlafstörungen der Patientin sind ebenfalls beseitigt.

Schuppenflechte gebessert

Ein 28-jähriger Mann leidet an Psoriasis (Schuppenflechte) und zeigt entsprechende Hautveränderungen an den Ellenbeugen, am Unterschenkel und am Rumpf. Der junge Mann reibt die befallenen Stellen täglich mehrmals mit *Magnesium Oil* beziehungsweise *Magnesium Gel* ein. Nach drei Wochen hat sich das Hautbild wesentlich verbessert. Die Schuppen haben sich größtenteils gelöst und der Verhornungsprozess spürbar verlangsamt.

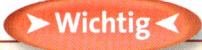

Achtung: Bei Anwendung im Gesicht *Magnesium Oil* nicht in Kontakt mit den Augen bringen!

Zahnfleischentzündung und Parodontose

Zahnfleischentzündungen sind weit verbreitet und werden oft als Bagatellen abgetan. Doch man sollte sie ernst nehmen, denn daraus kann eine Parodontose entstehen, die weitreichende gesundheitliche Folgen haben kann, nicht nur auf den Zahnapparat. Die Parodontose – fachlich richtig ausgedrückt: Parodontitis – ist eine durch Bakterien verursachte entzündliche Veränderung des Zahnfleischs und der Zähne. Sie beginnt meist mit einer Zahnfleischentzündung, führt dann zu Zahnfleischtaschen und zu Zahnfleischschwund und greift schließlich auf den Kieferknochen über. Der Knochen baut sich ab, es kommt zur Zahnlockerung und schließlich zum Zahnverlust. Erste Warnzeichen der Parodontose sind Zahnfleischbluten und Mundgeruch.

Wer an Parodontose leidet, hat aber auch ein erhöhtes Risiko für Herz-Kreislauf-Erkrankungen und Schlaganfall. Denn aus den vertieften Zahnfleischtaschen gelangen Bakterien ins Blut, die direkt in die Zellen der Gefäßwände eindringen und Entzündungen hervorrufen können. Gleichzeitig gelangen entzündungsfördernde Botenstoffe, die bei einer Parodontitis stetig ausgeschüttet werden, über die Blutbahn in andere Körperregionen und verursachen ebenfalls Gefäßentzündungen, die Ausgangpunkte für arteriosklerotische Gefäßveränderungen sind.

Als Ursache für die Parodontose gelten bakterielle Zahnbeläge, die sogenannten Plaques. Für den Ausbruch der Erkrankung sind jedoch nicht allein Bakterien und unzureichende Mundhygiene verantwortlich. Rauchen, Stress, genetische Faktoren, Übersäuerung des Speichels, hormonelle Veränderungen und Mangel an Magnesium begünstigen ebenfalls die Entstehung von Parodontose. Wissenschaftler der Universität Greifswald konnten an 4000 Patienten zeigen, dass bei ausreichender Magnesiumversorgung weniger Entzündungen des Zahnfleischs auftraten.

Mein Rat an Sie

Betreiben Sie konsequente Mundhygiene und gehen Sie mindestens zwei Mal im Jahr zur professionellen Zahnreinigung, um Zahnstein und eventuell angesiedelte Plaques entfernen zu lassen. Achten Sie auf eine gute Magnesiumversorgung und machen Sie hin und wieder Mundspülungen mit *Magnesium Oil*.

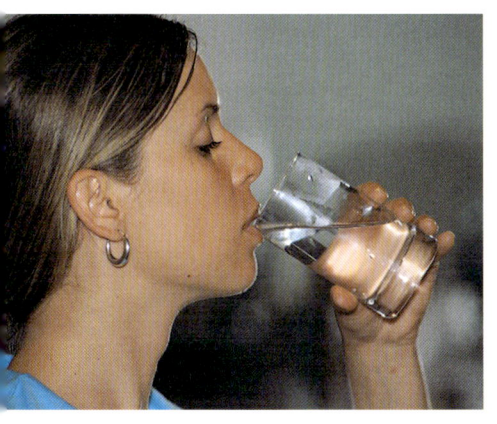 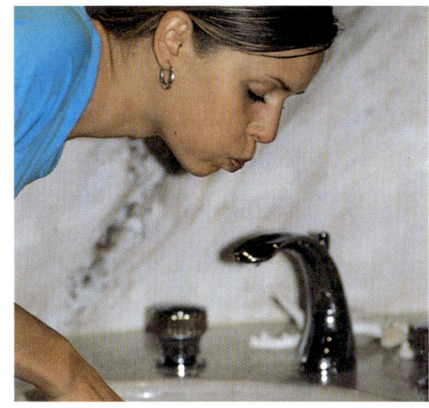

Magnesium ...
- stärkt Zähne und Zahnfleisch
- wirkt antientzündlich
- verringert die Übersäuerung der Mundflora
- stärkt die Abwehr gegen Bakterien
- verbessert die Mundflora

Auch wenn die verdünnte Lösung etwas bitter und salzig schmeckt – die Wirkung entschädigt dafür. Gleichzeitig wirkt Magnesium nicht nur lokal, sondern wird durch die Mundschleimhaut wesentlich besser resorbiert als über die normale Haut und dies trägt damit auch zur generellen Verbesserung der Magnesiumversorgung bei.

So wird's gemacht

Mundspülung mit Magnesium:
➤ Verdünnen Sie die konzentrierte Magnesiumchlorid-Lösung 1 zu 2 oder 1 zu 3, also: 1 Teil *Magnesium Oil* und 2 Teile beziehungsweise 3 Teile Wasser.
➤ Nehmen Sie einen großen Esslöffel davon in den Mund, pressen Sie die Lösung durch die Zähne und spülen Sie sie etwa 5 Minuten hin und her.
➤ Spucken Sie die Lösung anschließend aus.

Tipp

Führen Sie abwechselnd zu den Magnesium-Oil-Mundspülungen eine Ölziehkur mit nativem Kokosöl durch. Neben seiner regenerierenden Wirkung auf Zahnfleisch und Mundflora wird dem Ölziehen noch ein entgiftender Effekt, insbesondere in Bezug auf Schwermetalle, nachgesagt.

Osteoporose

Im Laufe der Jahre verlieren unsere Knochen an Substanz, das ist ein ganz normaler Prozess. Entscheidend für den Krankheitscharakter ist das *Ausmaß* dieses Prozesses. Von Osteoporose (Knochenschwund) spricht man, wenn die Knochendichte stark reduziert ist. Osteoporose ist in erster Linie eine Stoffwechselerkrankung und entsteht nicht, wie vielfach angenommen, nur durch Calciummangel. *Bewegung* ist der wichtigste Faktor, wenn man Osteoporose vermeiden oder das Fortschreiten der Erkrankung stoppen will. Denn Bewegung löst einen Reiz auf die knochenaufbauenden Zellen aus und stärkt so die Knochen; auch der Gelenkknorpel wird dadurch mit Nährstoffen versorgt.

Natürlich sind ausreichend Calcium und auch Vitamin D für die Festigkeit der Knochen wichtig. Um Calcium aber überhaupt in die Knochen einbauen zu können, braucht der Körper Magnesium. Wer nur Calcium und kein Magnesium zu sich nimmt, schadet nicht nur seinen Knochen, sondern dem gesamten Körper. Denn das Calcium, das wegen des Fehlens von Magnesium nicht in die Knochen eingebaut werden kann, wird in Gefäßen und Gelenken abgelagert und fördert Ablagerungen.

Mein Rat an Sie

Wenn Sie Ihr Knochengerüst bis ins hohe Alter fest und stabil erhalten möchten, sollten Sie neben Bewegung vor allem die Magnesiumzufuhr im Auge behalten. Natürlich dürfen auch Calcium und Vitamin D nicht vernachlässigt werden, doch besonders Calcium nehmen viele Menschen im Gegensatz zu Magnesium in ausreichender Menge über die Nahrung auf (durch

Anwendungsbeispiele

Milchprodukte). Wichtig in diesem Zusammenhang ist, auf ein ausgewogenes Verhältnis von Calcium und Magnesium zu achten. Besonders ältere Menschen, bei denen die Magnesiumaufnahme über den Magen-Darm-Trakt ohnehin problematisch ist, sollten Magnesium zusätzlich über die Haut zuführen.

So wird's gemacht
Für die tägliche Magnesiumzufuhr:
- Arme und Schultern morgens und abends mit *Magnesium Oil* einreiben. Wenn möglich auf der Haut belassen. Ansonsten wenigstens 15 Minuten einziehen lassen und dann abwaschen.
- Zusätzlich 200 bis 400 mg Magnesiumcitrat (je nach Verträglichkeit) über den Tag verteilt in Wasser aufgelöst trinken.

Lokale Magnesium-Einreibungen:
- Reiben Sie die schmerzhaften Gelenke täglich morgens und abends und bei Bedarf mit *Magnesium Oil* ein. Alternativ kann auch *Magnesium Gel* verwendet werden.
- Belassen Sie, wenn möglich, das Oil oder Gel auf der Haut.
- Ansonsten wenigstens 15 bis 20 Minuten einwirken lassen und dann abwaschen.

Magnesium-Vollbad:
Nehmen Sie ein oder zwei Mal wöchentlich ein Magnesiumbad, am besten abends, weil es dann zusätzlich die Schlafqualität verbessert.
- 500 bis 1000 g *Magnesium Flakes* in die Badewanne geben
- Nur so viel Wasser einlaufen lassen, dass der Körper gerade bedeckt ist
- Badetemperatur 37 Grad C, Badedauer circa 20 Minuten
- Nicht abduschen, sondern nur leicht abtupfen

Magnesium-Fußbad:
Wer keine Badewanne hat oder nicht baden möchte, der kann auch ein Magnesium-Fußbad machen, um seinen Magnesiumstatus zu verbessern.
- 150 bis 250 g *Magnesium Flakes* in 5 Liter Wasser auflösen
- Die Füße bis über die Knöchel mit Wasser bedecken
- Wassertemperatur circa 37 Grad C, Badedauer 20–30 Minuten

Tipp

Bei nachgewiesenem Vitamin-D-Mangel anfangs 5000 I.E. Vitamin D_3 täglich zuführen, als Erhaltungsdosis dann 1000 I.E. pro Tag einnehmen.

Magnesiummangel bei Kindern

Bauchschmerzen – Gedeihstörungen – Hyperaktivität und ADHS – Infektanfälligkeit – Karies – Konzentrationsstörungen – Kopfschmerzen – Unruhe und Schlafstörungen

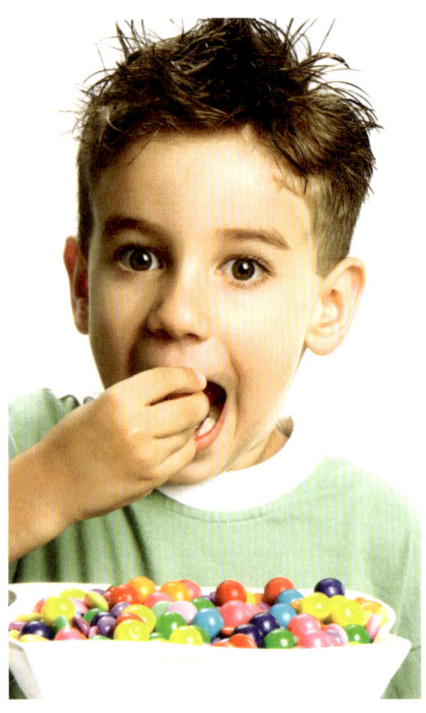

Nicht nur Erwachsene, bereits Kinder können einen Magnesiummangel aufweisen. Im Kindes- und Jugendalter ist Magnesium aber besonders wichtig, damit sich Knochen, Zähne und Muskulatur gut entwickeln können. Gerade Kinder, die nur Süßes oder Nudeln essen, Vollkornprodukte ablehnen und anstatt Wasser nur süße Softdrinks zu sich nehmen, sind gefährdet.

Magnesiummangel äußert sich in jeder Altersgruppe unterschiedlich. Im Säuglings- und Kleinkindalter finden sich leichte Gedeihstörungen, Infektanfälligkeit und erhöhte Krampfbereitschaft beim Zahnen und bei Fieber. Auch *verspätetes* Zahnen kann ursächlich mit einem Magnesiummangel zusammenhängen.

Im Kindergarten- und Grundschulalter sind dann eher Konzentrations- und Schlafstörungen, Nervosität, Bauch- und Kopfschmerzen sowie Kollapszustände zu beobachten. Auch kariöse Zähne können auf einen Magnesiummangel hindeuten. Ungefähr ab dem zehnten Lebensjahr ändert sich das Beschwerdebild erneut. Es zeigt dann Muskelkrämpfe und etwa ab dem fünfzehnten Lebensjahr können zusätzlich Beklemmungsgefühle und Atemnot auftreten. Mädchen haben oft eine verspätet einsetzende Regelblutung und klagen über Regelschmerzen; mitunter ist auch die Zyklusdauer verändert.

Mein Rat an Sie
Wenn Sie bei Ihrem Kind die oben genannten Beschwerden feststellen, sollten Sie an Magnesiummangel denken und gezielte Maßnahmen ergreifen.
Geben Sie Ihrem Kind anstatt Süßigkeiten doch einmal Nüsse. Sie enthalten viel Magnesium und werden von Kindern gern gegessen. Wenn es etwas Süßes sein muss, dann sollte es Schokolade mit hohem Kakaoanteil sein (keine weiße), denn auch die Kakaobohne enthält viel Magnesium. Hier gilt: Je dunkler die Schokolade, desto höher der Magnesiumanteil.
Zusätzlich bietet gerade die äußerliche Anwendung bei Kindern gute Möglichkeiten, einen Magnesiummangel auszugleichen.

So wird's gemacht

Magnesium-Vollbad:
Das Magnesiumbad ist für Kinder jeden Alters geeignet. Wenn die Kleinen abends nicht zur Ruhe finden und nicht ins Bett gehen wollen, kann ein Magnesiumbad vor dem Zubettgehen wahre Wunder vollbringen. Auch Konzentrationsstörungen, Infektanfälligkeit, Kopfschmerzneigung oder Hyperaktivität und ADHS, die Aufmerksamkeitsdefizit-Hyperaktivitäts-Störung, lassen sich mit Magnesiumbädern wirkungsvoll behandeln.

- ➤ 500 g *Magnesium Flakes* in die Badewanne geben (Bei einer Kinderbadewanne genügen 250 bis 300 g.)
- ➤ Nur so viel Wasser einlaufen lassen, dass der Körper gerade bedeckt ist
- ➤ Badetemperatur 37 Grad C, Badedauer circa 15 Minuten (Bei Kleinkindern genügen 5 bis 10 Minuten.)
- ➤ Nicht abduschen, sondern nur leicht abtupfen

Magnesium-Fußbad:
Für Jugendliche ist auch ein Magnesium-Fußbad geeignet. Besonders bei jungen Mädchen mit Menstruationsbeschwerden hat sich das Fußbad bewährt. Es hilft aber auch bei allen anderen aufgeführten Beschwerden.

- ➤ 150 bis 250 g *Magnesium Flakes* in 5 Liter Wasser auflösen
- ➤ Die Füße bis über die Knöchel mit Wasser bedecken
- ➤ Wassertemperatur circa 37 Grad C, Badedauer 20–30 Minuten

Lokale Behandlung bei Bauchschmerzen und Menstruationsbeschwerden:

Vorsicht, bei Kindern *keine konzentrierte* Magnesiumchlorid-Lösung verwenden! Hier eigenen sich je nach Alter Verdünnungen zwischen 1 zu 1 und 1 zu 5.

➤ Verdünntes *Magnesium Oil* auf den Bauch oder Unterbauch auftragen
➤ Im Uhrzeigersinn mit kreisenden Bewegungen leicht einmassieren
➤ Das *Magnesium Oil* wenn möglich auf der Haut belassen, ansonsten mit einem feuchten Tuch abwischen

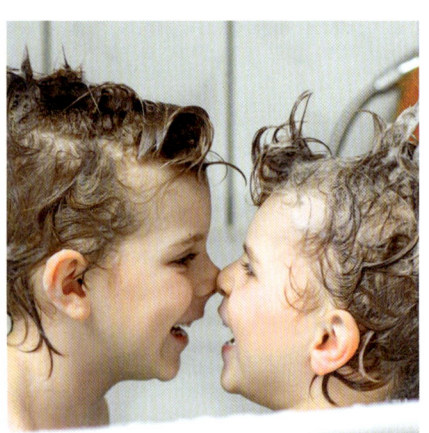

Fallbeispiel: Hyperaktive Kinder finden zur Ruhe

3 Kinder im Alter von 3, 5 und 6 Jahren brachten ihre Mutter abends regelmäßig zur Verzweiflung, weil sie einfach nicht ins Bett gehen wollten. Oft wurde es 22 Uhr, bis endlich Ruhe eingekehrt war. Ab 2 Uhr morgens kam dann ein Kind nach dem anderen ins elterliche Bett. An einen erholsamen Schlaf war unter diesen Umständen für die ganze Familie nicht zu denken. Dementsprechend „gerädert" war die gesamte Familie am nächsten Morgen.

Die Mutter hörte von einer Bekannten von der positiven Wirkung eines Magnesiumbads bei Schlafstörungen. Daraufhin besorgte Sie sich *Magnesium Flakes*, setzte alle 3 Kinder vor dem Zubettgehen in die Badewanne und gab den gesamten Inhalt des Beutels hinein. Die Kinder blieben etwa 15 Minuten in der Wanne, bevor sie sie ins Bett brachte. Schon während des Bades stellte die Mutter fest, dass die Überdrehtheit der Kleinen allmählich nachließ und sie ruhiger wurden. Das Zubettbringen klappte erstaunlich gut und kurz nach 20 Uhr war Ruhe. Für die Mutter war das Magnesiumbad *die* „Entdeckung des Jahres".

Stimmungsschwankungen und Depression

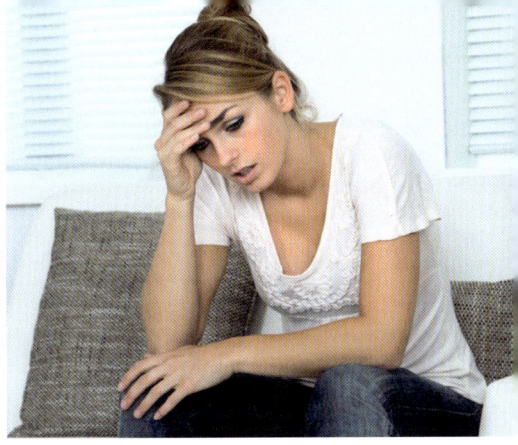

Stimmungsschwankungen kennt jeder von uns. Es sind etwa Gefühle der Enttäuschung, Erschöpfung oder Trauer, die als Reaktion auf konkrete Probleme entstehen. Sie gehen vorüber, sobald die auslösenden Ereignisse verarbeitet sind.

Eine Depression ist jedoch mehr als nur einfach Niedergeschlagenheit oder Traurigkeit. Die Betroffenen fühlen sich leer und antriebslos, haben Konzentrationsstörungen, leiden an Mut- und Hoffnungslosigkeit und an Schuld- oder Angstgefühlen, aus denen sie sich nicht mehr selbst befreien können. Körperliche und genetische Einflüsse treten mit psychischen Problemen in Wechselwirkung und verstärken sich gegenseitig. Als körperliche Auslöser von Depression gelten Fehlregulationen der Hormone Serotonin und Noradrenalin, die hauptsächlich für eine positive Stimmung verantwortlich sind.

Magnesium ist maßgeblich an der Regulation der Nervenbotenstoffe Dopamin oder Serotonin im Gehirn beteiligt. Wissenschaftler haben Magnesiummangel als eine der mitverantwortlichen Ursachen für die Entstehung von Depression identifiziert. Im Prinzip wirkt Magnesium wie die klassischen Medikamente gegen Depressionen: Es erhöht den Serotoninspiegel im Gehirn – nur ganz ohne Nebenwirkungen.

Mein Rat an Sie

Wenn Sie sich niedergeschlagen oder schwermütig fühlen, dann versuchen Sie es zunächst einmal mit Magnesium, bevor Sie eine Behandlung mit „schweren Geschützen" wie Antidepressiva beginnen. Tritt das gewünschte Ergebnis nicht ein, können Sie immer noch eine andere Therapie wählen. Eine gute Versorgung mit Magnesium führt zu mehr Gelassenheit und besserem Schlaf, löst Ängste, verringert die Geräuschempfindlichkeit und sorgt über die Bildung von Serotonin für bessere Laune.

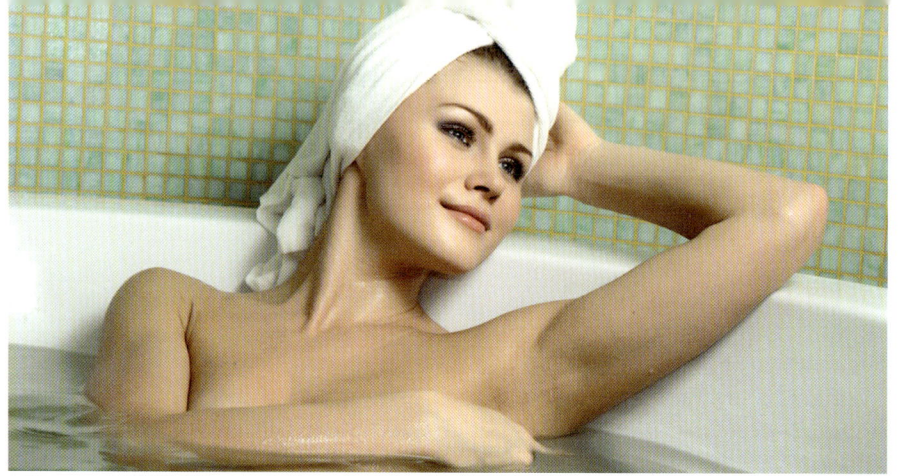

So wird's gemacht

Für die tägliche Magnesiumzufuhr:

- Arme, Schultern und Beine morgens und abends mit *Magnesium Oil* einreiben. Wenn möglich auf der Haut belassen. Ansonsten wenigstens 15 Minuten einziehen lassen und dann abwaschen.
- Zusätzlich oral Magnesium zuführen, je nach Verträglichkeit 200 bis 400 mg.

Magnesium-Vollbad:

Nehmen Sie ein oder zwei Mal wöchentlich ein Magnesiumbad, am besten abends. Das entspannt nicht nur und lässt Sie gut schlafen, sondern hebt auch Ihre Stimmung.

- 500 bis 1000 g *Magnesium Flakes* in die Badewanne geben
- So viel Wasser einlaufen lassen, dass der Körper gerade bedeckt ist
- Badetemperatur 37 Grad C, Badedauer circa 20 Minuten
- Nicht abduschen, sondern nur leicht abtupfen

Magnesium-Fußbad:

Alternativ können Sie Magnesium-Fußbäder nehmen. Die Anwendung ein oder zwei Mal pro Woche (je nach Bedarf) hat sich bewährt.

- 150 bis 250 g *Magnesium Flakes* in 5 Liter Wasser auflösen
- Die Füße bis über die Knöchel mit Wasser bedecken
- Wassertemperatur circa 37 Grad C, Badedauer 20–30 Minuten

Tipp

Suchen Sie sich eine sportliche Betätigung, die Ihnen Spaß macht. Auch körperliche Aktivität regt die Produktion des Glückshormons Serotonin an.

Anhang

Magnesium- und Kaloriengehalt ausgewählter Lebensmittel

Magnesium (mg) pro 100 g ▼
Kalorien (kcal) pro 100 g ▼

Magnesium (mg) pro 100 g ▼
Kalorien (kcal) pro 100 g ▼

Getreideprodukte

Amaranth	370	308
Buchweizen	341	142
Gerste	315	114
Grünkern, Dinkel	324	130
Hafer (Korn)	337	129
Haferflocken	352	135
Haferkleie	321	260
Hirse	354	123
Mais	331	91
Quinoa	338	276
Naturreis	347	119
Reis, poliert, parboiled, gekocht	106	10
Wildreis	338	120
Roggen (Korn)	296	91
Roggenflocken	307	120
Roggenmehl (Type 815)	321	26
Roggenvollkornmehl (Type 1800)	293	93
Roggenschrot- und -vollkornbrot	195	54
Weizen (Korn)	306	97
Weizenmehl (Type 405)	335	10
Weizenvollkornmehl (Type 1700)	302	130
Weizenkleie	178	550
Weizenmischbrot	224	40
Baguette	260	19

Hülsenfrüchte

Bohnen, weiß	238	140
Erbsen, roh	269	118
Kichererbsen, roh	306	129
Kidneybohnen, in Dosen	104	30
Limabohnen, roh	275	207
Linsen, roh	270	129
Mungobohnen, roh	269	166
Sojabohnen, roh	339	220
Sojakäse (Tofu)	85	99
Sojafleisch	249	300
Sojamilch	53	28

Nüsse und Samen

Cashewnüsse	569	270
Erdnüsse	570	163
Haselnüsse	647	150
Kakao (entölt)	312	415
Kokosnuss	363	39
Kürbiskerne	560	402
Maronen	196	45
Mandeln	577	170
Paranüsse	673	160
Pekannüsse	703	142
Pistazienkerne	618	160
Sesamsamen	574	347

Magnesium- und Kaloriengehalt

	Magnesium (mg) pro 100 g ▼	Kalorien (kcal) pro 100 g ▼
Sonnenblumenkerne	596	420
Walnüsse	666	135

Milch, Milchprodukte, Käse

Kuhmilch	64	12
Schafmilch	97	11
Ziegenmilch	69	13
Sahne	309	10
Frischkäse (Doppelrahm)	340	7
Feta	237	19
Mozzarella	255	20
Quark (Magerstufe)	72	12
Joghurt (3,5 %)	61	12
Camembert (60 % Fett)	378	15
Edamer (45 % Fett)	354	29
Emmentaler (45 % Fett)	398	33
Parmesan (37 % Fett)	375	41
Ziegenkäse (48 % Fett)	329	43

Obst

Ananas	55	17
Apfel	54	6
Aprikose	43	9
Aprikose, getrocknet	240	50
Avocado	221	29
Banane	94	31
Birne	55	8
Dattel, getrocknet	277	50
Erdbeere	32	15

	Magnesium (mg) pro 100 g ▼	Kalorien (kcal) pro 100 g ▼
Feige	60	20
Himbeere	33	30
Honigmelone	54	10
Kirsche	63	11
Kiwi	50	24
Mandarine	46	11
Mango	59	18
Orange	42	14
Papaya	13	41
Pfirsich	43	9
Pflaume	49	10
Weintraube	68	9
Zitrone	36	28

Gemüse und Salate

Artischocke	22	26
Aubergine	17	11
Blumenkohl	22	17
Bohnen, grün	32	26
Brokkoli	26	24
Chicorée	16	13
Eisbergsalat	13	5
Feldsalat	14	13
Fenchel	24	49
Grünkohl	37	31
Gurke	12	8
Ingwerwurzel	61	130
Karotte	25	17
Kartoffel	70	20

Magnesium- und Kaloriengehalt

	Magnesium (mg) pro 100 g ▼	Kalorien (kcal) pro 100 g ▼
Knollensellerie	18	14
Kohlrabi	24	43
Lauch	25	18
Paprikaschote	20	12
Pastinake	58	26
Rosenkohl	36	22
Spargel	18	18
Spinat	15	58
Tomate	17	14
Weißkraut	24	14
Zucchini	19	18
Zwiebel	28	11

Fleisch und Geflügel

	Magnesium	Kalorien
Lammfleisch, mager	117	22
Kalbfleisch, mager	95	16
Rindfleisch, mager	102	21
Schweinefleisch, mager	105	27
Hirschfleisch, mager	112	21
Ente	227	22
Gans	342	23
Huhn	166	37
Putenbrust	105	20

Fisch und Meerestiere

	Magnesium	Kalorien
Heilbutt	96	28
Hering	233	31
Kabeljau	76	24
Makrele	180	30

	Magnesium (mg) pro 100 g ▼	Kalorien (kcal) pro 100 g ▼
Sardine	118	24
Scholle	86	22
Seezunge	83	49
Steinbutt	82	45
Aal	281	21
Barsch	81	20
Forelle	102	27
Karpfen	115	51
Lachs	202	29
Zander	83	50
Garnele	87	67
Hummer	81	22
Languste	84	50

Verschiedenes

	Magnesium	Kalorien
Zucker	400	nur Spuren
Schokolade (Vollmilch)	531	70
Schokolade (75 % Kakaoanteil)	530	292
Marzipan	493	120
Mineralwasser	0	10–100
Leitungswasser (von der Region abhängig)	0	10–100

(Auszüge in Anlehnung an: Elmadfa, I., et al.: Die große GU Nährwert-Kalorien-Tabelle, München: Gräfe und Unzer, 2005)

Informationen zu Bezugsquellen

Informationen zum Bezug von Magnesiumprodukten

Die original Zechstein-Magnesium-Produkte erhalten Sie in der Apotheke, im Handel und im Internet. Achten Sie dabei auf das Zechstein-Siegel:

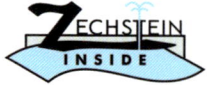

Weitere Informationen zum Bezug erhalten Sie beim Verlag VAK, und zwar auf der Internetseite www.vakverlag.de unter der Rubrik Service/Downloads/Bestellscheine oder auf Anfrage bei:
VAK Verlags GmbH
Eschbachstr. 5
D-79199 Kirchzarten
Deutschland
Fax: 00 49 (0) 7661 98 71 99
E-Mail: info@vakverlag.de

Bildquellenverzeichnis

fotolia.com: Seite 52 (Maksym Protsenko)

Heisler, Wolfgang: Seite 19 (links unten), Seite 39, 40 (Nr. 1), Seite 41, 42, 44, 46 (Mitte: Nr. 1, unten: Nr. 2), Seite 49, Seite 90 (Nr. 1–3), Seite 97 (Nr. 1 + 2)

Hendel, Dr. Barbara: Seite 35, 79, 110

KAMPFFMEYER Food Innovation GmbH: Seite 18

Zechstein Minerals BV: Seite 37, 38, 108

shutterstock.com: Seite 3 (Nr. 1: Anna Jurkovska, Nr. 2: Pixeljoy, Nr. 3: ingret), Seite 5 (Patrizia Tilly), Seite 6 (Nr. 1: goodluz, Nr. 2: YaromirM, Nr. 3: racorn, Nr. 4: gosphotodesign, Nr. 5: Romrodphoto), Seite 7 (Nr. 1: LuckyImages, Nr. 2: goodluz, Nr. 3: Photographee.eu, Nr. 4: Petar Djordjevic), Seite 8: Monkey Business Images, Seite 10: Monkey Business Images, Seite 13: Sergey Nivens, Seite 15: Kinga, Seite 16: Evan Lorne, Seite 19, rechts oben: Phase4Studios, Seite 20: ruigsantos, Seite 21 (Nr. 1: gosphotodesign, Nr. 2: Fotokostic), Seite 22: Volodymyr Baleha, Seite 23 (links unten: r.classen, rechts oben: Photographee.eu), Seite 24: YaromirM, Seite 25: Alexander Raths, Seite 26: Alexander Raths, Seite 27 (Nr. 1: Andrey_Popov, Nr. 2: Image Point Fr, Nr. 3: Maxisport), Seite 28: Lisa S., Seite 29 (Nr. 1: goodluz, Nr. 2: bikeriderlondon), Seite 30 (Nr. 1: Goran Bogicevic, Nr. 2: Oksana Kuzmina), Seite 31: racorn, Seite 32: Voyagerix, Seite 33: Carl Stewart, Seite 34: Giorgio Rossi, Seite 40 (Nr 2: aijiro), Seite 43: karelnoppe, Seite 46 (oben: Nr. 1: Rido, Nr. 2: StudioLaMagica, Mitte: Nr. 2: wavebreakmedia, Nr. 3: tandem, unten: Nr. 1: Iakov Filimonov, Nr. 3: Photobac), Seite 48: Image Point Fr, Seite 50: Patrizia Tilly, Seite 51: Maxisport, Seite 55: tandem, Seite 56: Andrey_Popov, Seite 58: Iakov Filimonov, Seite 59: Image Point Fr, Seite 60: goodluz, Seite 61: Catalin Petolea, Seite 63: wavebreakmedia, Seite 64 (Nr. 1: Dmitry Kalinovsky, Nr. 2: Tigger11th), Seite 65: Petar Djordjevic, Seite 67: Runa Kazakova, Seite 68: LuckyImages, Seite 69: Photographee.eu, Seite 70: Monkey Business Images, Seite 71: Ollyy, Seite 72 (Nr. 1: Alexander Raths, Nr. 2: DenisFilm, Nr. 3: Alexander Raths, Seite 73: sciencepics, Seite 75: StudioLaMagica, Seite 76: Dario Lo Presti, Seite 77: Image Point Fr, Seite 78: Yeko Photo Studio, Seite 81: Photographee.eu, Seite 82: Rido, Seite 84: Rocos, Seite 85: racorn, Seite 86: Turhan, Seite 88: Pixeljoy, Seite 89: ThamKC, Seite 92: Nina Buday, Seite 93 (oben: Photobac, unten: Christine Langer-Pueschel, Seite 94: Vagengeim, Seite 98: Voronin76, Seite 100: gosphotodesign, Seite 102: Romrodphoto, Seite 103: Andrey_Popov, Seite 104: ingret.

Über die Autorin

Dr. med. Barbara Hendel studierte an der Ludwig-Maximilian-Universität in München Humanmedizin. Es folgten Jahre der Fortbildung in allen Bereichen der Naturheilkunde. In der von ihr gegründeten Tagesklinik für Präventiv- und Ganzheitsmedizin spezialisierte sie sich auf die Behandlung chronischer Krankheiten mit dem Ziel, durch Stimulieren und Aktivieren der Selbstheilungskräfte Linderung für die Patienten zu erreichen. Das Geheimnis ihres Erfolgs: eine Kombination aus biologisch-regulativen Therapien, präventiven und regenerativen Maßnahmen sowie Änderungen der Ernährungsweise und des Lebensstils.

Sie ist bekannt als Autorin zahlreicher Bücher aus dem Gesundheitsbereich, in denen sie ihre Philosophie von gesundem und bewusstem Leben einem breiten Publikum zugänglich macht. Das Thema Magnesium begleitet sie seit mehr als 30 Jahren, während der sie dessen erstaunliche Wirkungen an Tausenden Patienten erfahren konnte. Ihr Wissen an Interessierte weiterzugeben, das war die Motivation dafür, sowohl *Das Mag-*

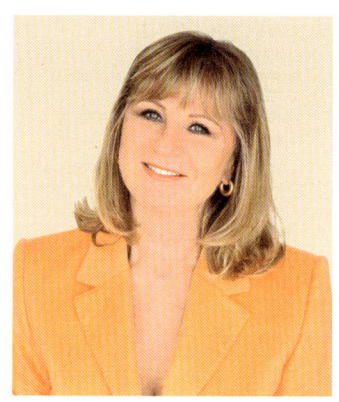

nesium-Buch (2014 ebenfalls bei VAK erschienen) als auch dieses Anwenderbuch speziell zur äußerlichen Anwendung von Magnesium zu schreiben.

Weitere Informationen und Kontakt:
www.dr-barbara-hendel.de

Weitere Ressourcen:
www.zechstein-magnesium-oil.com
www.wasser-und-salz.org

Dr. Barbara Hendel:
Das Magnesium-Buch
Schlüsselmineral für unsere Gesundheit
Magnesiummangel rechtzeitig erkennen und behandeln

Leseprobe unter: www.vakverlag.de

Magnesium zählt zu den wichtigsten Mineralstoffen für den Menschen. Unsere Lebensmittel enthalten immer weniger davon – Magnesiummangel kann aber vielerlei Beschwerden verursachen. Das Buch informiert umfassend über dieses Schlüsselmineral und beschreibt die verschiedenen Möglichkeiten, Magnesium aufzunehmen, insbesondere die Selbsthilfe mit dem neuen *Magnesium Oil*, das über die Haut aufgenommen wird und den Körper deutlich besser mit Magnesium versorgt als die Nahrungsergänzung.

312 Seiten, 194 Abb., vierfarbig, Klappenbroschur (16,5 x 22,5 cm)
ISBN 978-3-86731-153-3

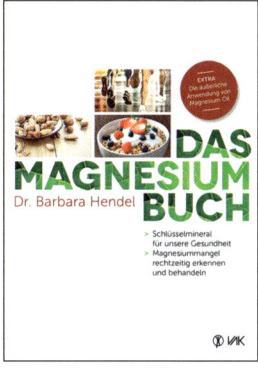

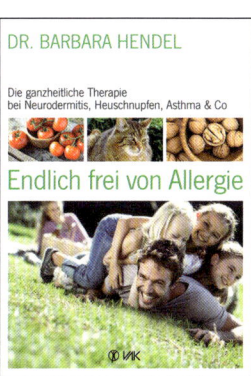

Dr. Barbara Hendel:
Endlich frei von Allergie
Die ganzheitliche Therapie
bei Neurodermitis, Heuschnupfen, Asthma & Co.

Leseprobe unter: www.vakverlag.de

Die erfahrene Ärztin beschreibt ein umfassendes Behandlungskonzept auf der Grundlage ganzheitlicher Medizin, mit dem Allergien dauerhaft zum Verschwinden gebracht werden. Es umfasst vier Elemente: Ernährung, Darmsanierung, Schwingungstherapie und Immuntherapie. Auch weniger bekannte Therapien wie Colon-Hydro-Therapie oder Lichttherapie werden hier vorgestellt. Besonders Kinder sprechen gut auf solche natürlichen Methoden an. Ein Patientenratgeber, der sehr praktisch über Selbsthilfe und Behandlung mit alternativen Methoden informiert. Extra: 4-Tage-Rotationsdiät.

160 Seiten, 140 Abb., vierfarbig, Klappenbroschur (16,5 x 22,5 cm)
ISBN 978-3-86731-154-0

Rüdiger Schmitt-Homm, Simone Homm:
Handbuch Anti-Aging und Prävention
Die wichtigsten Forschungsergebnisse – Die sinnvollsten Gesundheitsstrategien – Die wirksamsten Praxistipps

Leseprobe unter: www.vakverlag.de

Was passiert in unserem Körper beim Altern und womit können wir dem entgegenwirken? Die Autoren haben mit der Auswertung von mehr als 5000 Studien Pionierarbeit geleistet. Das Ergebnis ist ein einzigartiger Überblick über den Stand der Forschung mit zahlreichen konkreten Empfehlungen: was wir praktisch tun können, um unsere Vitalität und geistige Fitness länger zu erhalten, und wie wir aus dieser umfassenden „Hausapotheke" unser individuelles Anti-Aging-Programm zusammenstellen. Ein umfassendes Handbuch für jeden ab 35, für Ärzte, Heilpraktiker und Gesundheitsberater.

624 Seiten, 47 Abb., Klappenbroschur (17 x 22,5 cm)
ISBN 978-3-86731-139-7

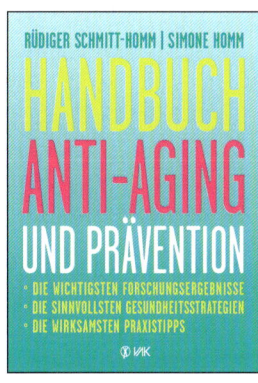

Bestellen Sie unsere kostenlosen Kataloge: www.vakverlag.de

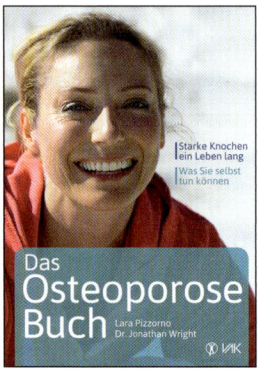

Lara Pizzorno, Dr. Jonathan Wright:
Das Osteoporose-Buch
Starke Knochen ein Leben lang
Was Sie selbst tun können
Leseprobe unter: www.vakverlag.de

Nach den Wechseljahren erleidet jede dritte Frau einen durch Osteoporose bedingten Knochenbruch. Männer erkranken in der Regel zehn Jahre später. Die Autorin – selbst bereits in jungen Jahren an Osteoporose erkrankt – zeigt detailliert auf, wie wir rechtzeitig vorbeugen und bei fortgeschrittener Osteoporose zu einem gesunden Knochenaufbau beitragen können: Neben der richtigen Ernährung und der Einnahme wichtiger Nährstoffe bietet der fundierte Ratgeber zahlreiche Bewegungsübungen. Das Buch widmet sich auch der Therapie mit bioidentischen Hormonen: Sie spielt eine Schlüsselrolle bei der Bekämpfung von Osteoporose.

368 Seiten, 16 Fotos, 7 Grafiken, 17 Tab., Paperback (15 x 21,5 cm)
ISBN 978-3-86731-140-3

Dr. Josef Pies:
Vitamin K2
Vielseitiger Schutz vor chronischen Krankheiten
Leseprobe unter: www.vakverlag.de

Vitamin K_2 ist der Schutzfaktor gegen Osteoporose und Arteriosklerose! Es sorgt dafür, dass Kalzium nicht in den Arterien deponiert, sondern stattdessen in den Knochen eingelagert wird. So kann es zugleich Osteoporose und Arteriosklerose vorbeugen und sie sogar rückgängig machen. Der Körper kann Vitamin K nicht selbst herstellen und nimmt es primär über die Nahrung auf: Es steckt hauptsächlich in tierischen Lebensmitteln. Dennoch ist Vitamin-K_2-Mangel weit verbreitet. Das Buch gibt einen kompakten Überblick über den Unterschied zwischen den Vitaminen K_1 und K_2 und erklärt allgemeinverständlich die gesundheitsfördernden Wirkungen von Vitamin K_2.

128 Seiten, 15 Fotos, Paperback (15 x 21,5 cm)
ISBN 978-3-86731-102-1

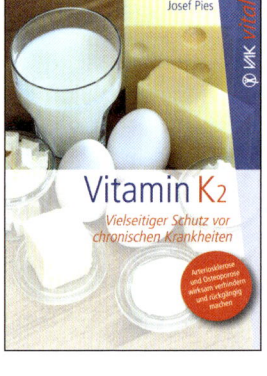

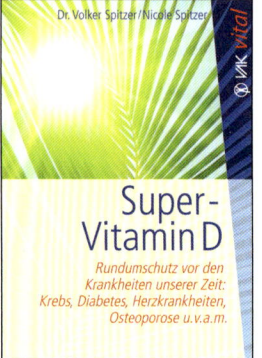

Dr. Volker Spitzer, Nicole Spitzer:
Super-Vitamin D
Rundumschutz vor den Krankheiten unserer Zeit:
Krebs, Diabetes, Herzkrankheiten, Osteoporose u.v.a.m.
Leseprobe unter: www.vakverlag.de

Bislang wurde Vitamin D hauptsächlich verabreicht, um Kinder vor Rachitis und Erwachsene vor Osteoporose zu schützen. Aktuelle Studien belegen jedoch, dass Vitamin D nicht nur Krankheiten vorbeugt, z. B. Krebs, Herzinfarkt und Diabetes, sondern diese auch heilen kann. Doch unsere Versorgung mit Vitamin D ist Besorgnis erregend: Mehr als die Hälfte aller Deutschen hat einen Vitamin-D-Mangel; bei den über 65-Jährigen sind es sogar 75 %. Dieser Ratgeber liefert Ihnen praktische Strategien für eine gesundheitsfördernde Vitamin-D-Versorgung.

128 Seiten, 15 Fotos, Paperback (15 x 21,5 cm)
ISBN 978-3-86731-053-6

Bestellen Sie unsere kostenlosen Kataloge: www.vakverlag.de